Gabriele Frohme

Wie die Seele den Körper heilt

Selbstheilungskräfte aktivieren – psychische und
körperliche Erkrankungen überwinden

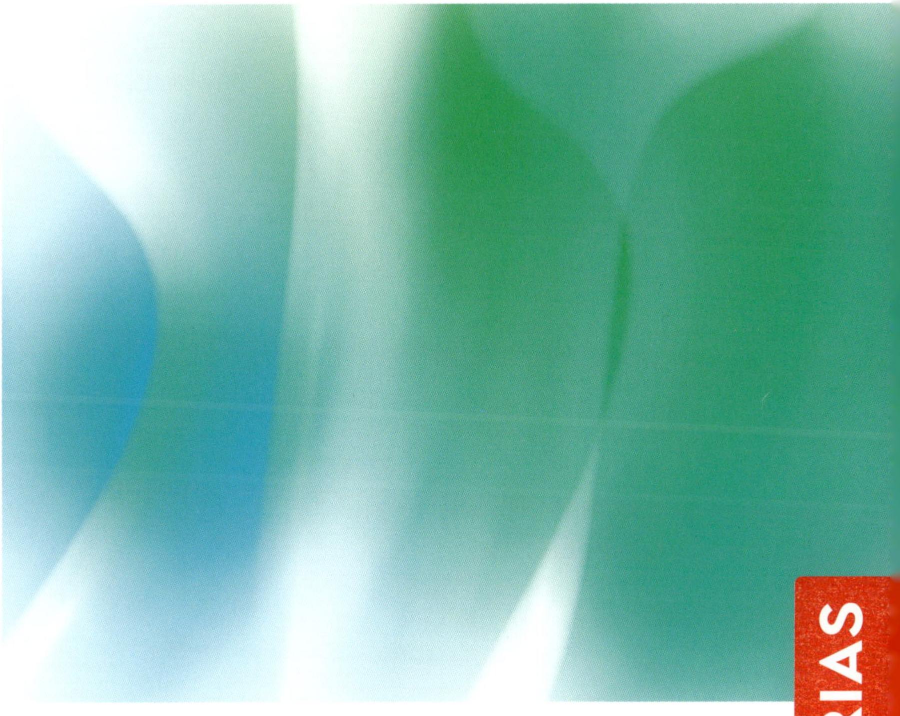

TRIAS

6 Liebe Leserin, lieber Leser

Psyche gesund – Körper gesund

10 Was ist ganzheitliche Gesundheit?

13 Warum die Psyche so wichtig für den Körper ist

18 Was ist ganzheitliche Krankheit?

24 Stress gehört zum Leben

30 Time-out statt Burn-out

35 Psychoneuroimmunologie

41 Genetik und Epigenetik

Geheimnis Gesundheit

48 Was braucht der Mensch, um gesund zu sein?

50 Die Erfüllung von psychischen Grundbedürfnissen

74 Negative innere Dialoge entdecken, stoppen und verändern

77 Die Korrektur negativer Gedanken und Vorstellungen

82 Exkurs: Die Ich-Zustände in der Transaktionsanalyse

88 Die Befreiung von negativen Suggestionen

91 Ein gesundes Selbstwertgefühl entwickeln

95 Berührungen und Bindung

101 Selbstwahrnehmung und Achtsamkeit ermöglichen

104 Die Entwicklung einer täglichen Psychohygiene

109 Die Beachtung der eigenen Sprache

112 Die Macht alter Glaubenssätze erkennen und verändern

116 Alte Verhaltensmuster verändern

118 Das Skript

120 Exkurs: Das Skript in der Transaktionsanalyse

127 Unsere unterschiedlichen Gefühle

130 Die Grund- oder Lebenspositionen

144 Die Fähigkeit, sich und anderen zu vergeben

146 Exkurs: Posttraumatische Verbitterungsstörung

150 Kreativer Umgang mit Lebensenergie und Physis

154 Exkurs: Gesund in den Ruhestand gehen

159 Keine Angst vor Psychotherapie

160 Der Weg zur Psychotherapie

179 Danksagung

180 Service

180 Endnoten

180 Weiterführende Literatur

183 Stichwortverzeichnis

Liebe Leserin, lieber Leser,

seit fast 30 Jahren bin ich in meiner eigenen psychotherapeutischen und naturheilkundlichen Praxis tätig. In dieser Zeit habe ich viele Patienten begleitet, die entweder mit körperlichen oder psychischen Problemen zu mir kamen. Sie hatten sich von unterschiedlichen Ärzten behandeln lassen und hatten einige Klinikaufenthalte (mit oder ohne Operation) hinter sich. Nicht selten wurden sie dort mit den Worten abgespeist: »Da kann man nichts machen. Mit den Schmerzen müssen Sie leben.« Auffällig war bei allen Erkrankungen, dass bestimmte Denk-, Gefühls- und Verhaltensmuster eine Rolle spielten. Viele Menschen sehen ihren Körper wie eine Maschine, die bei nicht reibungslosem Funktionieren repariert werden muss, ähnlich wie ein Auto, das in die Werkstatt gebracht wird. Für akute Erkrankungen oder eine Operation nach einem Unfall ist dies sicher auch sinnvoll. Aber jeder Mensch ist ein Individuum. Wir brauchen deshalb auch eine individuelle Heilbehandlung. Das ausschließliche Behandeln der Symptomatik reicht nicht aus. Deshalb bin ich der Frage nachgegangen, ob es für lebensbedrohende Erkrankungen psychische Ursachen gibt, wie Dauerstress, Konfliktsituationen oder unverarbeitete Traumata. Oft erkennen Patienten am Anfang noch keinen Zusammenhang zwischen den eigenen Lebensereignissen und ihrer Krankheit. Psychische Ursachen sind häufig auf den ersten Blick nicht erkennbar, sie sind aber bei einer Erkrankung beteiligt oder sogar auslösend! Die menschliche Psyche ist nicht zu sehen, sie bleibt im Inneren des Menschen. Aber sie fühlt, reagiert und beeinflusst den Körper. Umgekehrt kann der Körper auf die Psyche bzw. die Seele des Menschen einwirken. Meine Patienten beschäftigen sich während der Behandlung mit Fragen zur Entstehung ihrer Erkrankung. Sie suchen nach Möglichkeiten zur Genesung. Viele möchten die Zusammenhänge zwischen Körper und Psyche verstehen lernen. Es ist wichtig, die eigene Krankheit, körperlich oder psychisch, als Hinweis zu verstehen. Dabei spielt es keine Rolle, um welche Krankheit es sich handelt. Wichtig ist es, die Botschaft des Körpers und der Psyche anzunehmen. Ihre Heilung vollzieht sich in Ihrem Körper durch Ihre eigenen Selbstheilungskräfte. Diese können Sie unterstützen, auch wenn Sie bereits medizinisch oder psychisch behandelt werden.

Mit diesem Buch möchte ich Ihnen zeigen, wie Heilung ermöglicht werden kann, wenn wir den Menschen in seiner Individualität und Komplexität betrachten. An praxisnahen Beispielen möchte ich Sie in die Begrifflichkeit der ganzheitlichen Gesundheit einführen und Ihr Verständnis dieser Zusammenhänge fördern. Sie werden besser verstehen, wie Krankheiten entstehen und wie Sie gesund werden können. Mir geht es nicht darum, schulmedizinische Erklärungen abzugeben, esoterische Thesen parat zu haben oder nur auf der psychologischen Ebene zu argumentieren. Mir ist es wichtig, Ihnen ein Buch an die Hand zu geben, dem Sie das entnehmen können, was für Sie persönlich wichtig ist. Gerichtet ist es an Menschen, die bereits an Krankheiten leiden, aber auch an gesunde Menschen und an alle Interessierten, die im Sinne einer Vorbeugung ihre Gesundheit erhalten möchten. Denn Gesundheit wird nie zu Ihrem Besitz.

Im ersten Kapitel des Buches finden Sie Hinweise auf wissenschaftliche Erkenntnisse zum Erhalt von Gesundheit und zur Entstehung von Krankheit. Das zweite Kapitel liefert Erklärungen zur Persönlichkeitsentwicklung, zu persönlichem Verhalten, zu Bedürfnissen, Gewohnheiten sowie dem Umgang mit Gefühlen. Dazu beschreibe ich Übungen, die sich während meiner langjährigen Erfahrung als Therapeutin als wirkungsvoll erwiesen haben. Alles rund um die Psychotherapie wird im dritten Kapitel erläutert. Dort erfahren Sie, welche Therapieverfahren es gibt, worauf Sie bei der Therapeutenwahl achten sollten und warum Psychotherapie auch bei körperlichen Erkrankungen hilfreich sein kann.

Alle in diesem Buch erwähnten Fallbeispiele sind authentische Heilungs- und Krankheitsverläufe. Zum persönlichen Schutz meiner PatientInnen sind die Namen und Daten verändert worden.

Gabriele Frohme

Psyche gesund –

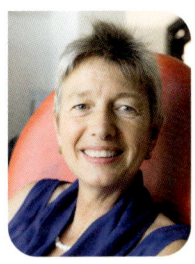

Gabriele Frohme ist Psychologische Psychotherapeutin (Tiefenpsychologie) und Heilpraktikerin mit eigener Praxis in Wuppertal. Die Grundlage ihrer psychotherapeutischen Arbeit bildet die Transaktionsanalyse. Daneben hat sie sich in der Gesprächstherapie, Gestalttherapie und Bioenergetik fortgebildet und arbeitet als Supervisorin und Lehrtherapeutin. Zudem ist sie zertifizierte Mediatorin nach dem Mediationsgesetz und der Deutschen Gesellschaft für Transaktionsanalyse e.V. In ihrer psychologischen und naturheilkundlichen Praxis verbindet sie naturheilkundliche Verfahren wie die klassische Homöopathie mit Psychotherapie und Körperarbeit. Ihr Herz schlägt für alle Möglichkeiten persönlicher Entwicklung für ihre PatientInnen und KlientInnen. Sie praktiziert seit Jahrzenten die japanische Kampfkunst Aikido und hat mehrere Meistergrade erworben.
Mehr erfahren Sie unter: http://www.ta-wuppertal.de.

Frohme
Wie die Seele den
Körper heilt

Körper gesund

Psyche und Körper bilden eine Einheit. Wie stark sie aufeinander wirken und wie dies auf Erkrankung und Heilung Einfluss hat, erfahren Sie in diesem Kapitel.

Was ist ganzheitliche Gesundheit?

Wenn wir Gesundheit ganzheitlich sehen, geht es um das »Ganze«, um uns als ganzen Menschen – nicht nur um einzelne Organe oder um den Körper.

Keine zwei Menschen sind gleich, jeder ist anders. Jeder Mensch hat:

- eigene Anlagen
- einen individuellen körperlichen Aufbau
- eine persönliche psychische Entwicklung
- eine eigene spezielle soziale Herkunft
- ein eigenes Bewusstsein mit individuellen Prägungen
- persönliche Erfahrungen
- eigenes Verhalten
- individuelle Gefühle
- eigenes Denken

Reflexionsübung

Stellen Sie sich vor, Sie stehen mit netten Menschen auf einer großen Wiese: Sie spüren das Gras unter Ihren Füßen, Sie hören die Bienen summen und atmen gute Luft, Sie werden gleich zusammen etwas Köstliches essen und trinken. Es geht Ihnen gut und Freude durchströmt Ihren Körper. Sie fühlen sich aufgehoben, rundherum geborgen und stellen fest: »Das Leben ist schön!« Es ist alles in Ordnung, Sie sind in Balance, fühlen sich sicher und sind »eins mit sich und anderen«.

Was ist ganzheitliche Gesundheit?

In einem Kreis ist jeder Punkt Ursache und Wirkung zugleich.

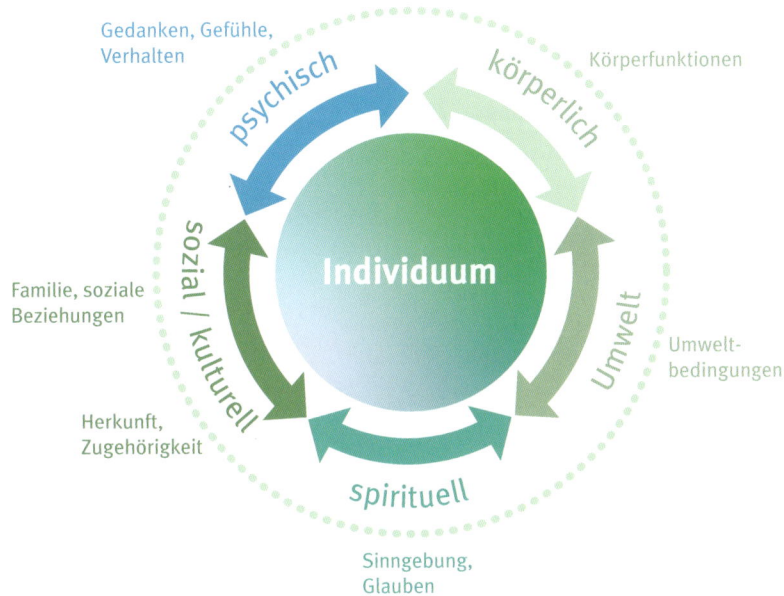

◆ Ganzheitliche Behandlung

Durch all diese unterschiedlichen Bereiche wird unsere Gesundheit beeinflusst. Ganzheitliche Gesundheit bedeutet also, dass alle Bereiche im Gleichgewicht sein sollten. Ein Ungleichgewicht in gewissem Umfang ist mit dem Gefühl, gesund zu sein, jedoch vereinbar.

Folgende Bereiche entscheiden über Gesundheit oder Krankheit:

- der Körper (mit allen Funktionen ausgestattet – ein Wunderwerk)
- die Psyche (mit Gedanken, Gefühlen und Verhaltensweisen ebenfalls ein komplexes Gebilde)
- die soziale Ebene (sie steht für die Einbindung eines Menschen in die Gemeinschaft; dazu gehören Partnerschaft, Beziehungen, Familie, Arbeitsplatz und weitere soziale Bindungen)

- der kulturelle Einfluss (steht für unsere Herkunft, für unsere Zugehörigkeit zu einer größeren Gemeinschaft, einem Volk oder einer Völkergemeinschaft)
- die Spiritualität (steht entweder für eine Glaubensgemeinschaft oder für eine ethische oder philosophische Gemeinschaft mit Sinngebung für das Leben jedes Einzelnen)
- Umweltbedingungen (umfassen Pflanzen und Tiere, die Landschaft sowie das Klima)

Ganzheitliche Gesundheit besteht aus einer Wechselbeziehung mit Abhängigkeiten zwischen Körper, Psyche, sozialen, kulturellen, spirituellen und Umwelteinflüssen. Nur im Zusammenspiel dieser Beziehungen liegen der Ursprung und die Kraft zur ganzheitlichen Gesundheit. Wenn wir auf die verschiedenen Bereiche korrigierend Einfluss nehmen können, erzielen wir im Alltag eine positive Auswirkung auf unser Wohlbefinden.

Transaktionsanalyse

Grundlage meiner psychotherapeutischen Tätigkeit ist die Transaktionsanalyse. Diese Methode besitzt eine klare, gut vermittelbare, einfache Sprache, die es erlaubt, auch komplexe Sachverhalte und Problemstellungen klar zu erfassen. Sie ist eine Theorie und Methode innerhalb der humanistischen Psychologie mit tiefenpsychologischen Wurzeln. Entwickelt wurde sie Mitte des 20. Jahrhunderts von dem kanadisch-US-amerikanischen Arzt und Psychiater Eric Berne. Berne hat dabei kommunikationspsychologische und verhaltenspsychologische Sichtweisen kombiniert. Inzwischen wird die Transaktionsanalyse weltweit angewandt.

Das Ziel der transaktionsanalytischen Psychotherapie ist, Menschen mit unterschiedlichen Erkrankungen wie neurotischen Störungen, Depressionen, Ängsten oder psychosomatischen Krankheiten in ihrem Heilungsprozess zu unterstützen. Ein zentrales Thema ist dabei das Lebensskript (siehe Kapitel »Das Skript«, S. 118). Die Transaktionsanalyse wird außer in der Psychotherapie auch überall dort angewandt, wo Menschen zusammentreffen, die sich mit Kommunikation und Informationsübermittlung beschäftigen. Sie kommt zum Einsatz in der Beratung und Seelsorge oder in der Pädagogik, der Erwachsenenbildung, bei Erziehern, Lehrern oder auch in Organisationen.

Warum die Psyche so wichtig für den Körper ist

Psychische Konflikte können sich in körperlichen Beschwerden äußern. Es gilt nun, diesen Zusammenhang zu entdecken und ganzheitliche Lösungen zu finden.

Oft ist es so, dass man erst über Gesundheit nachzudenken anfängt, wenn sich bereits Beschwerden zeigen. Man beruhigt sich zunächst, indem man sich gut zuredet: »In einem Monat kommt der lange Urlaub, da kann ich mich erholen. Dann treibe ich Sport und kümmere mich um meinen Körper.« Doch dann kommt es anders, als man es sich vorgestellt hat. Man wird krank, im Urlaub! Spätestens jetzt ist der Zeitpunkt gekommen, zu dem man ernsthaft über Gesundheit nachdenken sollte. Erkrankungen treten oft auf, wenn die Anspannung des alltäglichen Lebens nachlässt, und die Stresshormone absinken. Dieses Phänomen wird auch als »Urlaubskrankheit« bezeichnet. Es ist meist die Folge einer zurückliegenden lang anhaltenden Überforderung, die bis zur letzten Minute vor dem Urlaub anhält. Im Kapitel »Stress gehört zum Leben« (S. 24) und im Kapitel »Die Entwicklung einer täglichen Psychohygiene« (S. 104) werden einige Möglichkeiten aufgezeigt, solche Situationen zukünftig zu reduzieren oder zu vermeiden.

Haben Sie sich schon einmal gefragt, ob eine Erkrankung auch positiv sein kann? Ihre Erkrankung kann Ihnen helfen, sich mit sich selbst zu beschäftigen. Sie können zur Ruhe kommen. Sie haben die »offizielle« Erlaubnis, nichts zu tun und aus dem alltäglichen Hamsterrad auszusteigen. Sie können innehalten und sich im Hier und Jetzt wahrnehmen. Sie können überlegen und spüren, wo Sie sich gerade im Leben befinden. Vielleicht ziehen Sie ein inneres Resümee und setzen sich bewusst mit dem eigenen Leben auseinander. Eine Erkrankung kann auch als Ansporn dienen, neue Schritte oder einen neuen Aufbruch zu wagen, neue Wege zu beschreiten, z. B. in einen anderen Beruf zu wechseln. Sie entscheiden sich möglicherweise dabei, Veränderungen vorzunehmen. Wenden Sie sich nach innen, hören Sie Ihrem Körper zu, begegnen Sie ihm mit liebevoller Aufmerksamkeit. Das kostet nichts, ist effektiv und hilft bei der Heilung. Das ist allemal besser, als sich aufzuregen und wütend auf den Körper zu sein, vor allem dann, wenn Sie im Urlaub krank werden.

Selbst in jungen Jahren ist Gesundheit leider nicht mehr selbstverständlich. Auch junge Menschen erkranken bereits am Burn-out-Syndrom. Eine Erklärung für dieses Phänomen liefert unser Umgang mit Stress und Überforderung. Unsere Umwelt hat sich in den letzten Jahrzehnten erheblich verändert. Wir leben in einer schnelllebigen Welt mit komplexen Alltagsbedingungen. Ich gebe Ihnen ein Beispiel: Wenn zu Hause Ihre Telefonanlage plötzlich ausfällt, Sie telefonisch nicht erreichbar sind, das Internet auch nicht mehr funktioniert, dann erleben Sie in diesen Momenten Stress, Ärger und Frustration! Diese Emotionen können sich auch körperlich zeigen, durch Magenschmerzen, Kopfschmerzen oder Unruhe bis hin zu Schlafstörungen und deren Folgen (um nur einige Symptome zu nennen). Derartige Reaktionen kommen aus dem Zusammenspiel zwischen Psyche und Körper. Das bedeutet, dass Ihre Psyche eine Reaktion in Ihrem Körper auslöst.

Schulmedizinisch können körperliche Symptome meist kurzfristig behoben werden. Da aber oft die Ursache nicht geklärt wird, kehren die Symptome häufig wieder zurück – manchmal in der Intensität noch verstärkt. In meiner Praxis erlebe ich viele solcher Leidensgeschichten. Als letzter Ausweg hilft dann eine Psychotherapie, zu der meistens auch der Hausarzt rät.

Meine Patienten erleben nach einer längeren therapeutischen Behandlung Psyche und Körper als Einheit. Sie empfinden keine Trennung mehr. Sie glauben an sich, entwickeln Ideen und Fähigkeiten, ihre Gesundheit zu fördern. Sätze wie »Meine Beschwerden müssen doch noch eine andere Ursache haben, als die rein körperliche…« höre ich oft. Das ist richtig und schon eine gute Erkenntnis. Aus meiner Sicht sind Beschwerden nicht nur rein körperlich oder rein psychisch zu betrachten, sondern sie haben meist mehrere Ursachen.

Die Psyche wirkt sich auf unser Immunsystem, auf das Herz, den Magen-Darm Trakt, unsere Muskeln oder die Haut aus, positiv wie negativ. Jeder von Ihnen kennt den Zusammenhang: Sie müssen eine Prüfung ablegen und laufen vorher andauernd zur Toilette. Die Verbindung zwischen unserem Darm und unserer

Psyche ist sehr eng. Stellen Sie sich das wie eine Telefonverbindung vor. Ich erinnere mich noch gut an mein Examen zur Lehrtherapeutin. An dem Abend, als die ersten beiden Prüfungen stattfanden, empfand ich Herzklopfen, Aufregung und ein inneres Vibrieren. Am nächsten Morgen stand die dritte und letzte Prüfung an. Der folgende (fiktive) Dialog veranschaulicht Ihnen das Zusammenspiel von Psyche und Darm:

Psyche Hu, ich weiß nicht, ob ich die Prüfung bestehe.

Darm Hilfe! Stress. Loslassen (glucker, glucker). Ich muss den Stress loswerden. (Eine Hyperperistaltik mit lauten Darmgeräuschen kann zu Durchfall führen.)

Psyche Ich lese jetzt den Spickzettel durch und glaube an mich. Schließlich habe ich gestern Abend die ersten beiden Prüfungen auch schon bestanden.

Darm Ist gut, ich beruhige mich.

Ich hatte in dieser Situation ganz normale psychosomatische Reaktionen. Gefühle und Körperreaktionen gehören nun einmal untrennbar zusammen. Auf ein Gefühl reagieren wir körperlich: Wir weinen vor Freude, bekommen bei schöner Musik eine Gänsehaut, wir zittern vor Aufregung oder bekommen Durchfall, wenn wir Angst haben.

Körperliche Reaktionen sind auch vorhanden, wenn die Gefühle verdrängt werden. Magenschmerzen können eine Folge unterdrückter Wut sein. Oft ist dieser Zusammenhang für uns selbst nicht erkennbar oder anfänglich nicht akzeptabel. Wir möchten uns nicht mit unserer Wut auseinandersetzen, sondern nehmen lieber einen Säureblocker für den Magen.

Früher war es völlig klar, dass Körper und Psyche untrennbar sind. Schon in der Antike gab es Überlegungen zu Körper und Seele, Geist und Natur im Zusammenhang mit Gesundheit und Krankheit. Diese Verbindungen waren damals ein selbstverständlicher Bestandteil der Medizin. Erst mit dem Aufkommen der wissenschaftlichen Medizin trat dieses Wissen immer mehr in den Hintergrund.

Störungen im sozialen, kulturellen oder spirituellen Bereich wirken meist über die Psyche auf die Gesundheit ein. Mittlerweile ist diese Ganzheitlichkeit mit dem medizinischen Begriff »Psychosomatik« wieder in aller Munde. Es gibt unzählige psychosomatische Kliniken, die sich auch bei körperlichen Erkrankungen mit dem Menschen in seiner Gesamtheit beschäftigen. Dort werden neben medizinischen Behandlungen auch Gesprächskreise, Psychotherapie und Entspannungsverfahren angeboten.

> **Psychosomatik**
>
> Der Begriff Psychosomatik setzt sich zusammen aus den Wörtern Psyche und Soma. Psyche kommt aus dem Altgriechischen und bedeutet »Atem, Hauch, Belebtheit, Lebendigkeit oder Lebenskraft«. Soma ist ebenfalls Altgriechisch und bedeutet »Körper«. Psyche kann zu einem gewissen Teil mit dem deutschen Wort Seele gleichgesetzt werden. In der Medizin und Psychologie wird deshalb manchmal auch von seelischen Erkrankungen gesprochen.

Mir persönlich gefällt besonders die Denkweise der Psychotherapeutin Gertrude-Raven Croissier. In ihrem Buch »Die magische Wunde« differenziert sie zwischen den Begriffen »Psyche« und »Seele« wie folgt: »›Psyche‹ benennt die funktionalen Aspekte unserer Innenwelt, die psychische Struktur, den sogenannten psychischen ›Apparat‹ (Es, Ich, Über-Ich nach Freud). Sie umfasst den individuellen Charakter der Persönlichkeit, die Gesamtheit der Gefühle und Emotionen sowie die Bedürfnisse und Verhaltensmuster einer sterblichen Person. ›Seele‹ oder ›seelisch‹ bezeichnet die spirituellen, ewigen Aspekte unseres Bewusstseins, die universelle Energie, die alles produzierend durchströmt und erfüllt.[1]«

Statt »Psychosomatik« verwende ich gern den Begriff »ganzheitliche Gesundheit«. Ich betrachte Gesundheit und Krankheit aus ganzheitlicher Sicht. Körper und Psyche bilden, genau wie alle anderen aufgeführten Faktoren, eine Einheit mit Wechselwirkungen und Abhängigkeiten.

Wenn Sie hören, dass Sie eine psychosomatische Störung haben, ist dies keine Abwertung, sondern drückt aus, dass der Körper auf die Psyche reagiert, oder eben auch umgekehrt. Erinnern Sie sich an die letzten Zahnschmerzen: Nicht nur der Körper, sondern auch die Psyche leidet mit. Sie sind »nicht gut drauf«. Das ist also völlig normal. Wenn wir uns mit etwas Schwerwiegendem beschäftigen, reagiert zunächst die Psyche, im Sinne von Stimmungsschwankungen oder einer Depression, und der Körper folgt dann mit Symptomen. Ein psychosomatisches Symptom kann auf der psychischen Ebene sogar eine »versteckte Bitte«, z. B. um Zuwendung oder Vergebung, beinhalten, natürlich, ohne dass uns das bewusst ist. Wenn Sie fühlen, dass sich Psyche und Körper in Balance befinden, erleben Sie sich als ausgeglichen und gesund. Wenn Sie viel für Ihr Innenleben bzw. Ihre Psyche unternehmen, geht es Ihnen auch körperlich besser.

Johanna L.

>> *Eine Patientin suchte mich wegen eines Knotens in der Brust auf. Sie hatte Angst, dies medizinisch abklären zu lassen. Nachdem wir ein Gespräch geführt hatten, entschied die Patientin, nicht weiter in Panik zu verfallen, sondern stattdessen die medizinische Diagnostik durchführen zu lassen, um im Anschluss weitere Entscheidungen zu treffen.*

Der Knoten war gutartig! Wir arbeiteten dennoch weiter an ihrer Krebsangst. In der Familiengeschichte dieser Patientin gab es viele Krebserkrankungen. Die Patientin folgte einer unbewussten Dynamik: »Ich gehöre zur Familie. Ich bin loyal, ich werde auch krank.« Als ihr dies in unserer Arbeit klar wurde, traf sie die Entscheidung: »Ich darf gesund sein. Ich darf ein gutes Leben führen.« Sie begann sich das zu erlauben, auch wenn dies nahen Verwandten nicht gelang. Sie entwickelte Freude am Leben, ließ sich auf Beziehungen ein, stabilisierte sich psychisch mehr und mehr, sodass ihre Angst vor einer Krebserkrankung und dem vorzeitigen Sterben abnahm.

In einer mit ihr durchgeführten Übung (»Dialog mit dem Körper«) versprach sie, sich besser um ihren Körper zu kümmern. Sie begann regelmäßig Sport zu treiben, entspannte sich bewusst durch Musik und Saunagänge und ernährte sich ausgewogener und gesünder. Dies führte wiederum zu einem stärkeren Vertrauen zu sich selbst und zu ihrem Körper. Heute ist diese Patientin eine lebenslustige Frau, die viel lacht, Spaß hat und ihr Leben genießt. Hier und da schleicht sich die alte Angst wieder ein. Sie hat aber gelernt, sich mit ihrem Körper zu unterhalten, auf ihn zu hören, und meist verschwindet die Angst dann wieder. Ihre veränderten Gedanken und ihr verändertes Verhalten haben sich auf ihren Körper ausgewirkt. Sie vertraut ihm und sieht ihn nicht mehr als unbeeinflussbar an. Als ich sie zum Abschluss nach ihrem Knoten fragte, sagte sie, sie könne ihn nicht mehr tasten.

Dieses Beispiel zeigt, welche positiven Auswirkungen eine stabile, gesunde Psyche auf den Körper hat. <<

Was ist ganzheitliche Krankheit?

Zunächst klingt es paradox, aber Krankheit kann auch als Chance gesehen werde. Wer sich bewusst damit auseinandersetzt, kann sich ganzheitlich heilen.

Wenn es eine ganzheitliche Gesundheit gibt, dann gibt es auch eine ganzheitliche Krankheit. Sie resultiert auch aus den beschriebenen Abhängigkeiten und Wechselwirkungen, wie dies an den folgenden Beispielen nachvollzogen werden kann.

Denken Sie einmal an Ihre letzte Erkältung. Alles tat weh, Sie hatten Muskelschmerzen, die Nase war zu, Sie haben in der Nacht schlecht geschlafen, kurzum, Sie fühlten sich körperlich schlecht. Dieser schlechte körperliche Zustand wirkte sich auf Ihre Psyche aus. Sie gingen Ihren Mitmenschen wahrscheinlich sogar auf den Geist, weil Sie »nicht gut drauf« waren.

Es gibt körperliche Erkrankungen, die erst einmal nicht als solche erkannt werden. Dadurch kann es passieren, dass eine psychische Diagnose gestellt wird, obwohl eine körperliche Krankheit zugrunde liegt. In meiner Arbeit als Psychotherapeutin und als Heilpraktikerin habe ich die Ganzheitlichkeit im Blick. Ich schaue mir die mitgebrachten Blut- und Laborbefunde an und versuche, diese in den ganzheitlichen Zusammenhang zu bringen.

Folgende Fallbeispiele zeigen, wie schwer es manchmal ist, zwischen psychischer und körperlicher Ursache bei einer Krankheit zu unterscheiden, da Krankheit auch aus unterschiedlichen Bereichen entstehen kann (körperlich, psychisch, sozial etc.).

Anna B.

>> *Anna B. (28 Jahre) ist als Sachbearbeiterin tätig. Sie hatte schon eine Menge Überstunden angesammelt, da viele Mitarbeiter krank waren. Seit Monaten fühlte sie sich »schlecht«. Sie war vor allem müde und schlapp und wollte nur noch schlafen. Die Ärzte fanden keine Erklärung und rieten ihr zu einer Psychotherapie, da eine Erschöpfung mit depressiven Episoden vermutet wurde. In unserem Erstgespräch stellte sich heraus, dass Anna viele Symptome hatte: allgemeines Unwohlsein, Müdigkeit, Kopf- und Gliederschmerzen, Appetitlosigkeit, Übelkeit und Bauchschmerzen. Die Stimmungsschwankungen waren allerdings erst in den letzten Wochen aufgetreten.*

Anna erzählte in der Therapie, dass sie nach langen gemeinsamen Überlegungen mit ihrem Freund gerade zusammengezogen sei und sie mit ihm glücklich sei. Kurz nach dem Einzug in die neue Wohnung habe sie eine »dicke Erkältung« gehabt. Sie schob dies auf die zu kalt eingestellte Klimaanlage an ihrer Arbeitsstelle. Alle seien erkältet. Sie war zwei Wochen arbeitsunfähig. Es gehe ihr jetzt zwar etwas besser, aber nicht gut.

Aus meiner Sicht lag bei Anna keine Depression vor. Ich empfahl ihr nochmals, ihren Hausarzt aufzusuchen. Der Hausarzt nahm eine Blutuntersuchung vor. Heraus kam, dass Anna an einer Virusinfektion (dem Pfeiffer'schen Drüsenfieber, hervorgerufen durch das Epstein-Barr-Virus) erkrankt war. Dieses Virus führt zu einer Vielzahl von Symptomen, unter anderem auch Stimmungsschwankungen bis hin zu einer Depression. Die traten bei Anna auf, weil sie sich so schlapp und müde fühlte. Das gehört zum Krankheitsbild des Pfeiffer'schen Drüsenfiebers, das auch Leber und Milz befallen kann. Dadurch können Übelkeit oder Bauchschmerzen auftreten. Bei Anna gab es zwar die Anzeichen einer Depression, die Ursache war aber körperlich, nämlich die Virusinfektion.

Das Epstein-Barr-Virus gehört zu den Herpes-Viren und kursiert lebenslang in unserem Körper. Bei einem geschwächten Immunsystem kann es wieder aktiv werden.

Julius D.

》 *Bei einer anderen ernsthaften körperlichen Erkrankung wurde ebenfalls eine psychische Diagnose gestellt und dadurch wurde wertvolle Zeit verloren: Julius D. suchte meine Praxis wegen Schlaflosigkeit, Ängsten und zeitweilig auftretenden Kopfschmerzen auf. Auch hier war der Verdacht auf eine Depression geäußert worden. In der zweiten Therapiestunde erzählte er mir nebenbei, dass seine Freunde ihm vorwerfen, er sei arrogant. Auf Nachfragen erzählte er Folgendes: Er ging alleine über den Weihnachtsmarkt und schaute sich die verschiedenen Stände an. Am nächsten Tag rief einer seiner Freunde an und machte ihm Vorwürfe, dass er ihn und andere Bekannte nicht gegrüßt habe. Julius entschuldigte sich zwar, war aber völlig irritiert und versicherte, dass er weder ihn noch die anderen gesehen habe.*

Es gibt einen kleinen Test, den Gesichtsfeldtest, den ich mit ihm durchgeführt habe. Dabei wird eine Hand oder beide Hände neben das Gesicht des Patienten gehalten. Julius konnte meine Hände nicht sehen. Er hatte also eine Gesichtsfeldeinschränkung. Ich überrede ihn, schnellstmöglich einen Neurologen aufzusuchen und das abklären zu lassen. Julius ließ sich mit der Untersuchung aber Zeit, da er meinte, er brauche keinen Neurologen. Mit einiger Überredungskunst ging Julius schließlich doch hin. Dieser wies ihn nach der Untersuchung sofort in ein Krankenhaus ein. Bei Julius lag ein Hirntumor auf dem Chiasma opticum vor, also auf der Kreuzung der Sehnerven. Sicherlich kein so häufiger Befund! Aber auch hier war erst einmal eine Depression diagnostiziert worden. 《

Diese Beispiele zeigen, dass es häufig schwierig ist für Ärzte, Psychotherapeuten oder Berater, Symptome klar zuzuordnen, da Wechselwirkungen vorhanden sind.

Körperliche Erkrankungen können die Ursache für psychische Erkrankungen sein. Seelische und psychische Einflüsse können die Ursache für körperliche Erkrankungen sein. Ganzheitlich betrachtet können auch die anderen Ebenen wie die soziale (Arbeitslosigkeit), spirituelle (Nahtoderlebnisse), kulturelle (Heimatverlust) und Umwelteinflüsse (Zerstörung von Eigentum durch Unwetter) unsere Gesundheit stark beeinträchtigen (siehe Abbildung S. 23).

Gesundheitsbeeinträchtigungen durch Umwelteinflüsse und soziale Probleme

Unsere Umwelt unterliegt gerade einem nicht unerheblichen Wandel. Wir erleben Wettereskapaden mit starken Temperaturschwankungen, Überschwemmungen und Tornados. Der vermehrte Umgang mit Unkrautvernichtungsmitteln führt zu einer Zerstörung der Lebensgrundlage von Bienen, Insekten und Kleintieren, die für uns enorm wichtig sind. Es gibt vermehrt Fälle von Leukämie bei Kindern, die direkt unter oder neben Starkstromleitungen leben. Plastikpartikel befinden sich mittlerweile in unserem Darm, da wir die Fische essen, die unser Plastik gefressen haben. Die Folgen sind noch unbekannt. Zusätzlich schädigen Schwermetallvergiftungen, Strahlungen und auch Antibiotika unsere Gesundheit. Manchmal müssen wir wie ein Detektiv denken, um diese schädigenden Einflüsse in unserem eigenen Umfeld zu finden und zu verändern. All dies kann Existenzängste in uns auslösen.

Hier jetzt ein anderes Beispiel, diesmal die soziale Ebene betreffend, die sich auf mehrere Bereiche auswirkte.

Lena D.

》 *Lena D. (55 Jahre) ist nach 27 Jahren Arbeit im selben Unternehmen seit zwei Jahren arbeitslos. Am Anfang war ihr das noch angenehm. Sie brachte Dinge in Ordnung, die lange liegen geblieben waren. Das bereitete ihr Freude, da sie endlich einmal Zeit dafür hatte.*

Nach einem Jahr lief das Arbeitslosengeld aus, finanziell wurde es nun knapp. Doch trotz aller Bemühungen fand sie keinen neuen Arbeitsplatz. Stattdessen musste sie sich anhören, dass sie zu alt und nicht flexibel sei und zu viel Gehalt verlange. Lena machte sich Gedanken über ihre Zukunft und ihre finanzielle Situation.

Lena beschrieb, dass ihr »die Decke auf den Kopf fiel«, da die frühere Zeitstruktur als Regulativ wegfiel. Es trat Langeweile auf. Sie stellte sich Fragen nach dem Sinn ihres Lebens. So entstand allmählich eine Resignation, dann eine Depression. Sie entwickelte die Fantasie, dass ihre Familie und die Nachbarn schlecht über sie redeten, da sie ja immer zu Hause sei. Diese Gedanken und Gefühle führten bei Lena psychisch zu Verstim-

mungen und Hoffnungslosigkeit. Dazu kamen häufige Bauchschmerzen. Eine Magenspiegelung brachte keinen krankhaften Befund. Im weiteren Verlauf wirkte sich die Arbeitslosigkeit auf Lenas gesamten Lebenskontext aus. Sie erlebte eine spirituelle Krise, da sie die Frage nach dem Lebenssinn und die Bilanz ihres bisherigen Lebens nicht zufriedenstellend für sich beantworten konnte.

An diesem Beispiel zeigt sich, wie unser soziales Erleben durch eine längere Arbeitslosigkeit zu einer veränderten Lebenssituation führt und viele Beeinträchtigungen mit sich bringt. Durch eine Störung im sozialen Bereich entstand bei Lena zuerst eine psychische Erkrankung, dann traten körperliche Symptome auf. Dies alles führte nach einer gewissen Zeit zu der oben beschriebenen spirituellen Krise.

Störungen auf den verschiedenen Ebenen (sozial, körperlich und psychisch etc.) wirken sich einschränkend auf das Individuum aus und engen uns ein. Ist ein Bereich für lange Zeit belastet, werden auch viele andere Bereiche stärker beeinträchtigt. Dann ist Hilfe erforderlich, um den stark belasteten Bereich durch Stärkung anderer Bereiche zu kompensieren.

Jeder von uns hat schon Angst gehabt: Angst vor einer Erkrankung oder dem Arbeitsplatzverlust, Angst vor existenzieller oder finanzieller Not, Angst vor Prüfungen oder sogar auch vor dem Leben an sich.

Es kann sein, dass man dann unbewusst anfängt, diese Angst negativ zu bewerten. Die negative Bewertung wiederum löst in unserem Körper physiologische Prozesse aus. Wir kommen unter Stress. Oft werden dann Medikamente wie Psychopharmaka (Antidepressiva) verschrieben, die in die verschiedenen Neurotransmitter-Systeme eingreifen.

Diese Medikamente helfen manchmal, aber nicht immer. Meistens wird dann die Dosis erhöht. Aber alles, was wirkt, hat auch Nebenwirkungen. In den letzten Jahren hat sich in Deutschland der Verbrauch an Medikamenten, die gegen Depressionen wirken, drastisch erhöht.

Die Ursache, wie in unserem Beispiel die Angst, ist weder bearbeitet noch verarbeitet worden. Stattdessen wird sie nur irgendwohin, ins Unbewusste oder in den Körper, verschoben. Nach einigen Jahren wissen die Patienten häufig nicht mehr, warum sie überhaupt Medikamente bekommen haben.

Was ist ganzheitliche Krankheit? 23

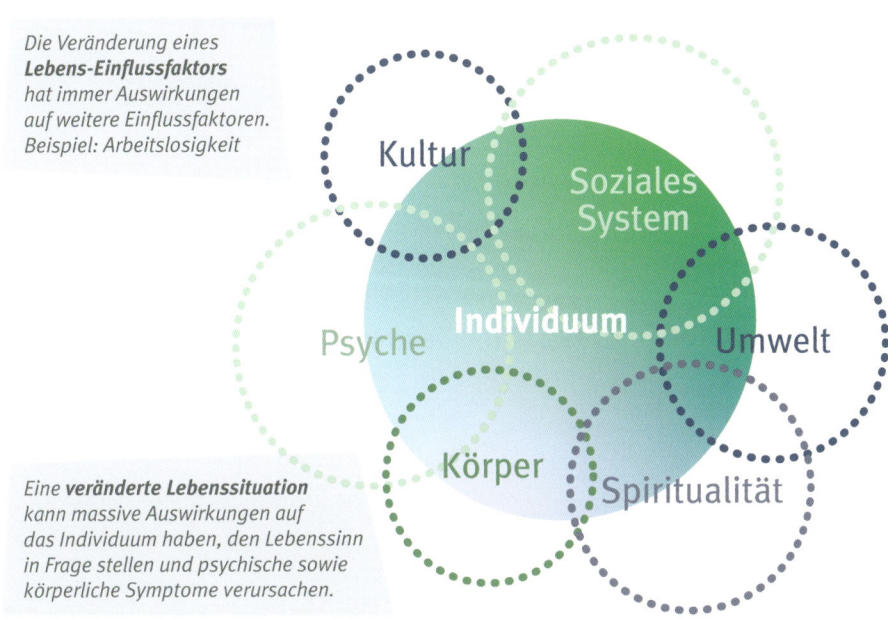

*Die Veränderung eines **Lebens-Einflussfaktors** hat immer Auswirkungen auf weitere Einflussfaktoren. Beispiel: Arbeitslosigkeit*

*Eine **veränderte Lebenssituation** kann massive Auswirkungen auf das Individuum haben, den Lebenssinn in Frage stellen und psychische sowie körperliche Symptome verursachen.*

🔺 Krankheit: ganzheitliche Betrachtungsweise

In den körperlichen, psychischen, sozialen, spirituellen und kulturellen Bereichen haben wir Grundbedürfnisse, die erfüllt werden wollen. Diese werden im Kapitel »Die Erfüllung von psychischen Grundbedürfnissen« (S. 50) näher aufgeführt. Wichtig ist, dass, wenn ein Bereich für eine längere Zeit negativ besetzt ist, andere Bereiche gestärkt werden müssen.

Stress gehört zum Leben

Eine weitere wichtige Ursache für psychosomatische Erkrankungen ist lang anhaltender Stress. Doch Stressauslöser und -symptome können erkannt werden.

Stress ist erst einmal nichts Negatives, sondern dient ursprünglich dem Überleben. Äußere oder innere Reize wirken als Stressfaktoren, die im Körper wiederum eine Stressreaktion auslösen. Die Bewertung der Stressreaktion kann positiv oder negativ interpretiert werden. In diesem Zusammenhang hat Hans Selye in den 1930er-Jahren »Eustress« und »Disstress« als Konzept entwickelt. Eustress ist der »gute« anregende Stress, der den Körper belebt, ihn positiv beeinflusst und zu Höchstleistungen ansport, ohne ihm zu schaden. Disstress ist der »zerstörende«, bedrohende oder angstauslösende Stress, der zu körperlichen und psychischen Beeinträchtigungen führt, wenn man ihm länger ausgesetzt ist. Diesen Vorgang möchte ich Ihnen im Folgenden erläutern.

Um Ihnen zu erklären, was Disstress mit uns macht, gibt es hier einen kleinen Exkurs in die physiologischen und psychischen Abläufe unseres Körpers. Wenn wir uns ärgern, uns bedroht fühlen oder wenn unsere psychischen Grundbedürfnisse (siehe Kapitel »Die Erfüllung von psychischen Grundbedürfnissen«, S. 50) über längere Zeit nicht berücksichtigt werden, kommt es in unserem Organismus zu einem hohen Stressaufkommen. Dieses Stressaufkommen löst Alarm aus, und zwar auf der muskulären Ebene. Verspannungen entstehen. Diese können zu einer erheblichen Muskelarbeit führen. Der berühmte Muskelhartspann im Nacken ist ein Beispiel. Auf der vegetativen und hormonellen Ebene wird ebenfalls Alarm ausgelöst. Wir schütten Hormone aus:

Adrenalin, Noradrenalin und Kortisol. Kortisol schwächt das Immunsystem mit weiteren negativen Folgen. Alle aktuell nicht mehr benötigten Körperfunktionen werden bei Stress heruntergefahren. Die Stresshormone werden nur sehr verzögert abgebaut, wir erleben körperlichen Dauerstress, der sich in erhöhtem Blutdruck, erhöhter Pulsfrequenz, Verdauungsbeschwerden wie Verstopfung oder Durchfall zeigt.

Seit den Anfängen der Menschheit werden durch Stress die wichtigen Stresshormone als Überlebensreflex bereitgestellt. Dieser Überlebensreflex dient zur Aktivierung körperlicher Höchstleistung, um zu jagen und damit das Überleben zu sichern. Wenn wir Stress haben, meint unser Körper, wir müssten jetzt hinaus in die Wildnis, um zu jagen. Da die wenigsten von uns heute ihr Überleben mit Jagen sichern müssen, laufen die physiologischen Reaktionen ins Leere. Die »Überlebenshormone« werden lange Zeit nicht abgebaut, das Herz muss mehr, viel und lange arbeiten. Die Darmaktivität wird gestoppt, da unser Körper durch die evolutionsbedingte Erfahrung weiß, dass Jagen und Stuhlgang nicht zugleich möglich sind. Dadurch wird der Körper nicht ausreichend entgiftet. Durch die Lactatansammlung wird der Körper zusätzlich auch noch »sauer«. Wenn unser Organismus lange genug sauer ist, wird als Konsequenz der ganze Stoffwechsel von aerob (mit Sauerstoffzufuhr) auf anaerob (ohne Sauerstoffzufuhr)

umgestellt. Hierdurch können weitere Krankheiten wie mangelnde Fettverbrennung, also Gewichtszunahme mit den körperlichen schädigenden Auswirkungen, entstehen. Auch degenerative Erkrankungen (Arthrose), Entzündungen und sogar Organschäden können sich im Verlauf ausbilden. In der folgenden Liste sehen Sie, was durch Dauerstress alles entstehen kann:
- depressive Verstimmungen, Depression
- Migräne
- Angststörungen
- Konzentrations- und Gedächtnisstörungen
- Tinnitus, Hörsturz
- Schlafstörungen
- Erschöpfungszustände, Müdigkeit
- Magenschmerzen bis hin zu Magengeschwüren
- Verdauungsstörungen (Verstopfung, Durchfall)
- Burn-out
- chronische Schmerzen (Fibromyalgie)
- Rückenschmerzen
- Spannungskopfschmerzen
- Bluthochdruck
- Herzinfarkt
- Anfälligkeit für Infektionskrankheiten
- Wundheilungsstörungen
- leichte Reizbarkeit, Unzufriedenheit
- Sexualstörungen, Libido-Verlust

Dies macht anschaulich, dass uns Dauerstress krank macht! In der Abbildung (S. 26) sehen Sie, wie bestimmte Faktoren ineinanderwirken und negative Auswirkungen haben.

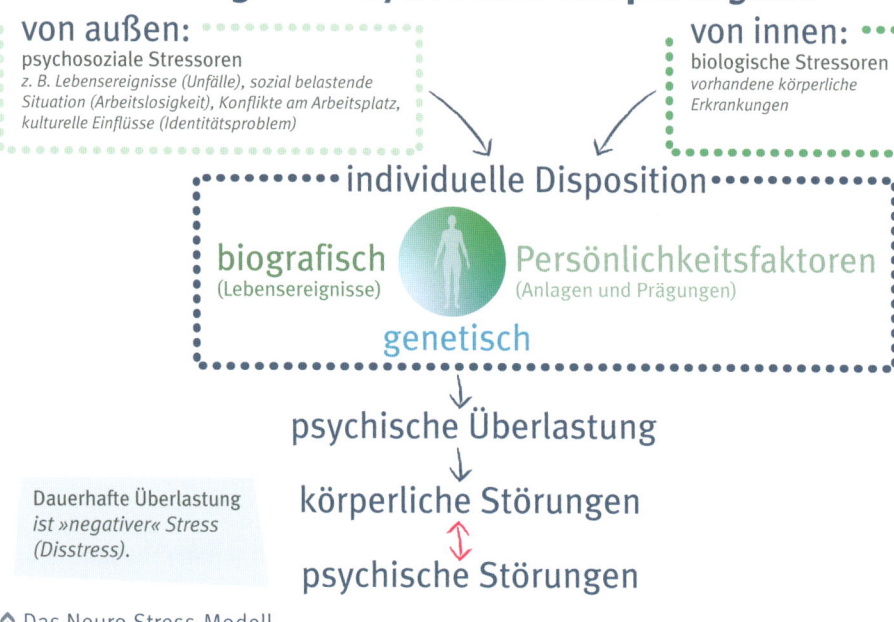

Das Neuro-Stress-Modell

Nicht nur vermehrte Muskelarbeit, sondern auch Emotionen wie Ärger und Wut verändern unseren pH-Wert und machen ebenfalls sauer. Überprüfen kann man das einfach mit einem Stick für den pH-Wert im Urin. Vielen Menschen sieht man an der Gestik und Mimik an, dass sie »sauer« sind. Wurde Ihnen die Frage »Bist du sauer?« schon gestellt? Oder haben Sie sie anderen gestellt? Die, die es sind, geben es meistens auch zu. Natürlich können Sie dagegen Tabletten und Nahrungsergänzungsmittel schlucken – mit allen möglichen Nebenwirkungen. Wenn es mit dem Sex nicht klappt, weil Sie übersäuert sind, können Sie Viagra nehmen und ebenfalls wieder mögliche Nebenwirkungen in Kauf nehmen. Eine andere Möglichkeit ist: Sie bewegen sich, machen einen schnellen Spaziergang, gehen ins Sportstudio oder betätigen sich anders sportlich. Ziel ist es, die Stresshormone abzubauen, denn diese brauchen muskuläre Aktionen, um damit die krankmachende Dauerstresskaskade zu beenden.

Unsere Bemühungen, die Stresshormone wieder in den Normbereich zu bringen, reichen oft nicht aus. Wenn die Zeit für Erholung immer wieder zu kurz ist, empfinden wir nur noch Erschöpfung und Abgeschlagenheit. Dieser Zustand entsteht, weil durch den abfallenden

> ### Die Libido
> Um wieder Freude an Ihrer Sexualität zu haben, sollten Sie anfangen, sich zu entspannen. Entwickeln Sie eine Psychohygiene und gönnen Sie sich mal eine entspannende Massage. Im Kapitel »Die Entwicklung einer täglichen Psychohygiene« (S. 104) sind weitere Anregungen beschrieben. Lassen Sie auch gute Gedanken und Vorstellungen sowie Umarmungen und körperliche Nähe zu. Im Kapitel »Die Korrektur negativer Gedanken und Vorstellungen« (S. 77) wird dies ausführlich beschrieben.

Stresshormonspiegel eine Unterzuckerung, ein niedriger Blutdruck, Konzentrationsstörungen und Muskelzittern auftreten. Die meisten Menschen versuchen dann, den (endlich) abgefallenen Stresshormonspiegel wieder anzuheben, oft mit Süßigkeiten oder durch vermehrten Kaffee- und Nikotinkonsum. Damit entsteht aber ein Teufelskreis. Schließlich greifen manche zu Alkohol und Drogen und können dadurch in ein Suchtverhalten geraten. Spätestens dann befinden sie sich in einer Stressspirale!

Möchten Sie herausfinden, wie es um Ihre Stresssymptome bestellt ist, dann können Sie einen Test mithilfe der folgenden Tabelle machen.

Stresssymptome erkennen

auslösende Stressfaktoren	Häufigkeit 0 = nie 1 = selten 2 = häufig 3 = sehr häufig	Bewertung 0 = nicht störend 1 = kaum störend 2 = ziemlich störend 3 = stark störend	Belastung
berufliche Konflikte			
perfekt sein müssen			
es allen recht machen müssen			
häufig ungerechtfertigte Kritik ertragen müssen			
Zeitnot und Hetze			
Leistungsdruck			

auslösende Stressfaktoren	Häufigkeit 0 - 3	Bewertung 0 - 3	Belastung
Angst vor Krankheiten			
dauerndes Telefonklingeln			
Lärm im privaten Bereich (Laubbläser, Rasentrimmer etc.)			
keine Entspannung			
Schlafmangel			
finanzielle Probleme			
private Konflikte			
Konflikte mit Kindern			
Ärger mit der Verwandtschaft			
Trennung vom Partner oder von der Familie			
Krankheit/Pflege in der Familie neben dem Beruf			

Wenn Sie mittels der Tabelle herausgefunden haben, wo Ihre persönlichen Belastungen am stärksten ausgeprägt sind, ist es sinnvoll, diesem Stress jetzt konstruktiv zu begegnen, um der Stressspirale zu entgehen.

Tipps zur Stressbewältigung

- Sie haben schon den ersten Schritt getan. Sie haben sich Ihren Stress bewusst gemacht und können jetzt lernen, aufkommendem Stress anders zu begegnen.
- Beginnen Sie, den Stress in kleinen Schritten abzubauen, indem Sie sich eine Viertelstunde pro Tag nur für sich Zeit nehmen.
- Achten Sie auf Ihre Worte. Sätze und Redewendungen wie »Ich muss«, »Ich sollte«, »Ich bin im Stress« sind Aussagen über ihren momentanen Zustand.
- Sorgen Sie für körperliche Bewegung, kleine Spaziergänge reichen schon.

- Setzen Sie Prioritäten für Dinge, die erledigt werden »müssen«, die unangenehmen Dinge zuerst erledigen.
- Lassen Sie sich Zeit zwischen einzelnen Terminen, privat wie beruflich. Damit nehmen Sie den »Druck« weg, vor allem, wenn Sie Bluthochdruck haben.
- Legen Sie sich eine optimistische Lebenseinstellung zu. Denken Sie vermehrt an positive Ereignisse statt an negative.
- Sagen Sie auch einmal Nein zu Anforderungen, die von außen stressen.
- Falls noch nicht geschehen, wie wäre es mit einem neuen Bildschirmschoner auf Ihrem PC? Ein schönes Foto vom letzten entspannten Urlaub, verknüpft mit dem Satz »In der Ruhe liegt die Kraft« oder etwas anderem Gehaltvollen.
- Trinken Sie viel Wasser und gesunde Säfte. Sie helfen dem Körper, den Stress »auszuleiten«.
- Achten Sie auf gesunde Ernährung. Finden Sie heraus, was Sie gut »nährt« und satt macht. Dazu zählt auch »Nahrung für die Sinne«.
- Yoga, Meditation, Entspannungstechniken wie Autogenes Training, Visualisierungsübungen oder andere ruhige Betätigungen helfen bei der Bewältigung von Stress.
- Wenn Sie Ihre unumgänglichen Alltagsarbeiten erledigen, stellen Sie sich etwas Schönes dabei vor, oder hören Sie Musik. Sie können auch laut singen oder vor sich hin summen.

Übung

Setzen oder legen Sie sich entspannt hin. Atmen Sie ruhig und tief durch, beginnen Sie, den Atem fließen zu lassen. Erinnern Sie sich an die Tipps zur Stressbewältigung? Welche Übung zur Stressbewältigung liegt Ihnen spontan am meisten? Entscheiden Sie, ob Sie diese Übung jetzt machen möchten.

Sollten Ihnen einige Stressbewältigungsübungen nicht zusagen, dann lassen Sie sie weg. Sie sind dann wahrscheinlich für Sie nicht geeignet. Da wir unterschiedliche Menschen sind, brauchen wir unterschiedliche Übungen. Manchmal ist es so, dass ein ausgeprägter Widerstand gegen eine Übung auftritt. Oft bietet jedoch genau diese Übung eine große Chance zur Veränderung.

Damit sind Sie auf einem guten Weg, sich selbst in Ihrer Gesundheit zu unterstützen und Dauerstresssituationen zu vermeiden. Dies führt wiederum zu Entspannung auf der körperlichen, psychischen und sozialen Ebene. Wenn das nicht gelingt, kann es zu einem sogenannten Burn-out kommen.

Time-out statt Burn-out

Schaffen Sie Ruhezeiten für sich, die Sie ganz bewusst einhalten. So können Sie Überforderung und drohenden Burn-out verhindern.

Was passiert bei einem Burn-out? Der Begriff »Burn-out« ist noch relativ jung und deshalb noch nicht in den medizinischen Diagnosekatalog aufgenommen worden. Mit Burn-out werden Symptome wie »ausgebrannt, kraftlos oder überfordert sein« beschrieben. Vorboten sind Erschöpfungszustände, die sich auf der körperlichen, psychischen, seelischen und sozialen Ebene zeigen.

Körperliche Beschwerden sind:
- Schlafstörungen
- Magen-Darm-Probleme
- Kopfschmerzen
- Nervosität
- Schwindel
- Ohrgeräusche
- verringerte Leistungsfähigkeit

Psychische Symptome sind:
- innere Unruhe
- Demotivation
- Reizbarkeit
- Angstgefühle
- das Gefühl der Sinnlosigkeit (oft wird auch eine innere Leere beschrieben)

Auf der sozialen Ebene zeigt sich im Umgang mit anderen ein überkritisches Verhalten. Die Fähigkeit »abzuschalten« geht verloren. Private Verabredungen oder Freizeitbeschäftigungen werden vernachlässigt oder im Rahmen eines allgemeinen Rückzugs abgesagt. Es kommt häufig zu einem übermäßigen Konsum von Alkohol, Essen oder Rauchen. Computerspielen und stundenlanges Fernsehen werden für das »Herunterkommen« gebraucht.

Burn-out ist eine Erkrankung, die sich über einen längeren Zeitraum entwickelt und sich schleichend verändert. Sie tritt nicht, wie ein Schnupfen, von heute auf morgen auf. Diese psychische Erkrankung wirkt sich meistens auch auf das körperliche Wohlbefinden aus und beeinflusst das Leben nachhaltig. Stress und Überlastung fördern das Burn-out-Syndrom weiter und können im Verlauf zu einer ausgeprägten Depression führen.

Johannes B.

》 *Hier folgt eine klassische Vorgeschichte zu einer Burn-out-Erkrankung durch inneren Stress. Johannes B. hat einen hohen Anspruch an sich selbst. Er kann nicht Nein sagen und hat zudem ein hohes Anerkennungsbedürfnis. Er beschreibt sich selbst als ehrgeizig, da er das Gefühl hat, »nicht gut genug zu sein«. Er versucht, sich und anderen mit guten Leistungen zu beweisen, dass er doch gut genug ist, und glaubt, damit sein Selbstwertgefühl zu stärken. Er stellt hohe Anforderungen an sich selbst und andere und versucht, immer alles perfekt zu machen – egal ob im beruflichen oder im privaten Bereich. Fehler machen kommt für ihn nicht in Frage, das kann er sich »nicht erlauben«. Für eine perfekte Präsentation arbeitet er die halbe Nacht.*

Unbewusst hat er es geschafft, sich selbst zu überfordern! Er konnte den ungesunden Stress nicht mehr regulieren und reduzieren. Seine Wünsche und Bedürfnisse ignorierte er dauerhaft, nahm seine psychologischen Grundbedürfnisse, auf die ich später noch näher eingehen werde, nicht mehr wahr und sorgte nicht mehr gut für sich selbst. Er funktionierte nur noch. Es begann eine gesundheitliche Abwärtsspirale: Johannes schlief nachts schlecht, war tagsüber müde, vergaß viel und hatte Konzentrationsstörungen. Sein Zustand war mit einer leeren Batterie zu vergleichen. Ihm fehlte jegliche Antriebskraft. Hinzu kamen Essstörungen, Magen-Darm-Probleme und Herzrhythmusstörungen. Er wurde immer gereizter und hatte dadurch familiäre Konflikte. Als er mit seinem Hausarzt darüber sprach, wurde ein Burn-out diagnostiziert. Johannes suchte mich im Anschluss an einen Klinikaufenthalt mit der Diagnose Burn-out und Depression in meiner Praxis auf. Wir erstellten ein Programm, bei dem individuelle Vorgaben berücksichtigt wurden. Sie finden es in mehreren Schritten vorgestellt in den folgenden Kästen. 《

Beim Vorliegen eines Burn-outs spielen die inneren Antreiber eine sehr wichtige Rolle. Johannes' Antreiber waren: »Sei perfekt, sei stark und mach es allen recht.« Der Antreiber »Sei perfekt!« wurde von seinem Vater gegeben, indem alle Aufgaben die der Vater ihm gab, fehlerfrei gelöst werden mussten. Auch wenn er müde war, musste Johannes seine Aufgaben erledigen (»Ein Mann muss stark sein.«). Seine Mutter riet ihm an, oft nachzugeben und sich anzupassen, auch wenn er anderer Meinung war. (Antreiber: »Mach es allen recht!«).

Die Antreiber werden in der Transaktionsanalyse folgendermaßen beschrieben: Antreiber sind Anforderungen, die von den Eltern oder anderen Autoritätspersonen häufig geäußert wurden. Sie sind »die Stimmen der Autoritäten«. Sie werden dem Kind in bester Absicht verbal gegeben, damit das Kind sein Leben gut meistern kann. Sie geben Orientierung und Sicherheit. Das Kind folgt diesen gegebenen Antreibern beinahe zwanghaft, denn es geht davon aus, nur dann in Ordnung zu sein, wenn diese befolgt werden.

Der amerikanische Transaktionsanalytiker Taibi Kahler hat die wichtigsten fünf Antreiber zusammengestellt, der sechste Antreiber stammt von dem Ehepaar Goulding (siehe Tabelle »Die sechs Antreiber«, S. 33).

Burn-out-Vorbeugung und -Bewältigung: Schritt 1

- Dauerstress vermeiden
- sich die Erlaubnis geben, Pausen einzuhalten
- Time-out statt Burn-out: für Entspannung und Erholung sorgen
- Lernen, sich abzugrenzen und Nein zu sagen
- Distanzieren von Dingen, die nicht verändert werden können
- die Lebensumstände verändern
- für ausreichend Schlaf sorgen
- Sport treiben und sich um den Körper kümmern
- auf die Signale des Körpers hören (Achtsamkeit)
- sich alle 14 Tage eine Massage gönnen
- sich nicht mehr anderen gegenüber überfürsorglich verhalten (Erlernen von Ich-Zuständen)
- auf das persönliche Tempo achten (Entschleunigung beim Antreiber »Sei schnell«)
- statt Probleme zu wälzen, Gelassenheit üben
- eigene innere Antreiber reduzieren

Die sechs Antreiber

Antreiber	negativ	positiv
1. Sei perfekt!	»Wenn du Fehler machst, bekommst du keine Anerkennung!«	Sie haben Sinn für Vollkommenes.
2. Mach es allen recht!	»Sei immer nett zu anderen!«	Sie sind achtsam, sensibel und haben viel Einfühlungsvermögen.
3. Streng dich an!	»Du schaffst es mit letzter Kraft!«	Sie haben ein gutes Durchhaltevermögen.
4. Beeile dich!	»Sei immer schnell, sonst verpasst du etwas!«	Sie verfügen über eine hohe Leistungs- und Aktivitätsbereitschaft.
5. Sei stark!	»Zeige keine Gefühle. Halte durch!«	Sie sind sehr kraftvoll.
6. Sei vorsichtig!	»Pass auf. Verliere nicht die Kontrolle!«	Sie sind gut strukturiert, vorausschauend und wägen Risiken ab.

Jeder dieser Antreiber spiegelt sich in der Sprache, der Gestik, der Körperhaltung und der Mimik wider. Die Antreiber sind zunächst unbewusst. Ihr Einfluss reicht bis ins Erwachsenenalter. Sie bestimmen Ihr Fühlen, Ihre Wahrnehmung, Ihr Denken, Ihr Verhalten, Ihren Lebensstil und Ihre Arbeit. Ihre Antreiber waren ursprünglich effektiv und hilfreich. Wenn den Antreibern im späteren Leben weiterhin extrem gefolgt wird, wirken sie sich schädigend aus. Sie lösen Stress, übertriebene Schnelligkeit sowie Druck aus und bilden dadurch eine Belastung. Sie führen zu einer Überforderung bis hin zum Burn-out. Auch die Kombination verschiedener Antreiber verstärkt die Ausprägung der Symptomatik und beschleunigt das Krankheitsbild, wie dies bei Johannes geschehen ist. Er dachte immer: »Nur wenn ich perfekt, angepasst und stark bin, werde ich geliebt, anerkannt und bin gut genug.«

Je mehr Sie auf Ihre Grundbedürfnisse, vor allem auf das Bedürfnis nach Zuwendung, achten, desto größer ist die Wahrscheinlichkeit, dass Sie gesund bleiben. Sie können im Erwachsenenalter frei entscheiden, welchem Antreiber Sie folgen möchten.

Sie dürfen sich die Erlaubnis geben, einmal fünfe gerade sein zu lassen, um z. B. Ihrem Antreiber »Sei perfekt« entgegenzuwirken. Sie dürfen lernen, Nein zu sagen. Wenn sich Ihr Umfeld nach der ersten Irritation daran gewöhnt hat, dass Sie öfter Nein sagen, werden Sie mehr respektiert. Zudem geben Sie dem

Antreiber »Mach es allen recht« keine Macht mehr.

Damit Sie sich von den krankmachenden Antreibern lösen können, müssen Sie lernen, sich selbst »Erlaubnisse« zu geben. Das ist der zweite Schritt zur Burn-out-Vorbeugung. Sie senken dadurch Ihren Stresspegel. Fragen Sie sich, ob und in welchen Situationen Sie Ihren Antreibern folgen möchten, oder eher nicht. Probieren Sie die von mir angebotenen Erlaubnisse aus (Schritt 2).

Ihre Antreiber hängen eng mit Ihren Grund- oder Lebenspositionen und Ihrem Skript zusammen. Darauf gehe ich in den Kapiteln »Die Grund- oder Lebenspositionen« (S. 130) und »Das Skript« (S. 118) noch ein.

Burn-out kann, ähnlich wie andere Erkrankungen, eine Chance beinhalten, die eigenen Ziele, Sinnfragen, Prioritäten und die Lebensweise zu überdenken und zu verändern.

Meine Kollegen Dr. med. Johann Schneider, Dr. Klaus Sejkora und Prof. Henning Schulze haben zum Thema Burn-out und die transaktionsanalytische Sicht darauf einige empfehlenswerte Bücher veröffentlicht (siehe »Weiterführende Literatur«, S. 180).

Auf unterschiedliche Wechselwirkungen wurde bereits zu Beginn in diesem Kapitel hingewiesen. Es gibt weitere Wechselwirkungen, die zwischen den psychologischen Faktoren und den dadurch bedingten Veränderungen in der Immunabwehr, dem Nervensystem und dem hormonellen System stattfinden. Diese Wechselwirkungen werden vom Wissenschaftszweig Psychoneuroimmunologie untersucht.

Burn-out-Vorbeugung und -Bewältigung: Schritt 2

Antreiber	Erlaubnisse
Sei perfekt!	Sie sind gut genug, so wie Sie sind!
Mach es allen recht!	Denken Sie auch einmal an sich!
Streng dich an!	Seien Sie gelassen!
Sei schnell!	Gönnen Sie sich Muße!
Sei stark!	Zeigen Sie Ihre Gefühle!
Sei vorsichtig!	Vertrauen Sie!

Psychoneuro-
immunologie

Ein weiterer relevanter Wissenschaftszweig ist die Psychoneuroimmunologie. Hier geht es um Botenstoffe, die »reden«, um die
Selbstheilungskräfte zu aktivieren.

Die Psychoneuroimmunologie ist ein »relativ« neuer und spannender Fachbereich in der Medizin. Untersucht wird, wie sich die Psyche mit Denken, Fühlen und Verhalten auf das Immunsystem, das neurologische System und das Hormonsystem auswirkt. Es wird auch erforscht, welchen Einfluss das Immunsystem auf unsere Psyche nimmt. Denn unser Immunsystem und unser Gehirn tauschen sich permanent aus. Sie kommunizieren miteinander, zwar nicht mit Sprache, aber über biochemische Botenstoffe, die je nach Situation spezifisch ausgeschüttet werden. Sie haben das gemeinsame Ziel, unseren Organismus zu schützen und gesund zu erhalten. Der Forschung ist es mittlerweile gelungen, Wechselwirkungen zwischen der Psyche und dem Immunsystem nachzuweisen.

Der Arzt und Psychotherapeut Prof. Dr. Christian Schubert beschäftigt sich seit Jahren mit der Psychoneuroimmunologie. In seinen Büchern »Psychoneuroimmunologie und Psychotherapie« und »Was uns krank macht, was uns heilt« setzt er sich für ein neues Denken in der Medizin ein, für einen »Aufbruch in eine neue Medizin« – eine, die die körperorientierte Sichtweise hinter sich lässt und den Menschen als Ganzes betrachtet.

Was ist unser Immunsystem?

Stellen Sie sich Ihr Immunsystem als die Polizei im Körper vor. Das Immunsystem hat Immunzellen und diese schwimmen mit gelösten Botenstoffen im Blut zu allen Organen und Geweben. Ihre Aufgabe ist es, schädliche Eindringlinge wie Viren, Bakterien oder andere fremde Substanzen zu eliminieren. In der Medizin wird dieser Prozess als »Phagozytose« bezeichnet. Darüber hinaus sorgt unser Immunsystem dafür, dass alles in der Waage bleibt und z. B. sogenannte »entartete« oder zu viel gebildete Zellen (auch Krebszellen) vernichtet werden. Die Wahrnehmung dieser »polizeilichen Aufgaben« trägt damit grundlegend zum Erhalt unserer Gesundheit bei!

Vom Immunsystem werden Botenstoffe produziert, die sich direkt auf unser Denken, Fühlen und Verhalten auswirken. Insofern ist das Immunsystem ein Kommunikator zwischen Körper und Psyche, zwischen unseren Gedanken, unseren Gefühlen und unserem Verhalten. Alle psychosozialen und psychischen Ereignisse mit ihren Wechselwirkungen beeinflussen unser Immunsystem, unser Nervensystem, unser Gehirn und unser Hormonsystem. Damit schließt sich der Kreis. Kurz gesagt, ein optimales Team! Sie können unser Immunsystem wegen des Zusammenspiels aller dieser unterschiedlichen Faktoren auch als unseren »Gesundheitsmanager« betrachten.

Oberstes Ziel des Immunsystems ist der Schutz des Körpers, der Psyche und der Seele. Wenn das Gleichgewicht nicht mehr vorhanden ist, entstehen viele Krankheiten, angefangen von Stoffwechselstörungen bis hin zu Autoimmunerkrankungen und andere bösartige Erkrankungen.

Zudem ist das Immunsystem mit vegetativen Nervenfasern und den im Blut befindlichen gelösten Stoffen mit bestimmten Teilen in unserem Gehirn verbunden. Dadurch findet ein wechselseitiger Austausch über die Botenstoffe statt. Es wird über alle anstehenden Aktivitäten kommuniziert – in der Sprache der Botenstoffe. Dadurch weiß das Gehirn, was im Körper und in der Psyche gerade passiert.

Die Erkenntnisse der Psychoneuroimmunologie

Prof. Dr. Christian Schubert leitet seit 1996 das Labor für Psychoneuroimmunologie an der Universitätsklinik für Medizinische Psychologie der Medizinischen Universität Innsbruck. Er forscht über den Zusammenhang zwischen chronischem Stress (also Dauerstress) und schweren körperlichen Erkrankungen (z. B. Autoimmunerkrankungen und Krebs).

Dazu führt er individuelle integrative Einzelfallstudien durch. Detailliert untersucht wird, wie sich der normale Alltag mit Aufregung, Enttäuschung, Trauer, Glück oder Einsamkeit in der Stresshormon- und Immunaktivität zeigt. Zur Erfassung der Stresshormone wird der über zwölf Stunden gesammelte

Urin täglich zweimal untersucht. Parallel dazu werden die psychisch wichtigen Ereignisse des Tages vom Patienten in einem Fragebogen protokolliert. Zusätzlich werden zwischen Arzt und Patient längere Gespräche über die wichtigsten Ereignisse der zurückliegenden Tage und/oder über Ereignisse aus der Vergangenheit geführt. Die Ergebnisse zusammenfassend schreibt Schubert in seinem Buch:

> » Es ist erwiesen, dass ein Krankheitserreger, ein Sonnenbrand, ein Beinbruch oder eine Wunde sehr ähnliche Reaktionskaskaden erzeugen wie Zorn über den Partner, Angst um den Arbeitsplatz oder Stress bei einer Prüfung. Wenn es [das Immunsystem, G. F.] kurzfristig zu stark oder aber über einen zu langen Zeitraum gefordert wird, können Krankheiten entstehen.[2] «

Wissenschaftliche Studien haben gezeigt, dass Menschen, die unter Dauerstress stehen, deutlich höhere Entzündungswerte im Blut und Urin hatten. Eine weitere Studie in den USA zeigte auf, dass Personen, die über Jahre ihre Angehörigen pflegten, ebenfalls erhöhte Entzündungswerte im Blut aufweisen.

Personen, bei denen bereits körperliche Erkrankungen vorlagen, litten an unterschiedlichen Symptomen wie Erschöpfung, Schlafprobleme etc. Diese Symptome waren kein Zeichen der bereits vorliegenden Krankheit, wie das immer vermutet wurde. Untersuchungen im Bereich der Psychoneuroimmunologie ergaben, dass diese Symptome durch das Immunsystem selbst hervorgerufen werden, mit dem Ziel, unser Verhalten zu verändern. Das Immunsystem möchte damit bewirken, dass wir uns ins Bett legen, um keine Energie mehr zu verschwenden. Wir sollen uns Ruhe nehmen, um gesund zu werden.

In anderen Studien wurde nachgewiesen, dass nicht nur körperlicher, sondern auch psychischer Dauerstress das Immunsystem schwächt bzw. negativ beeinflusst. In der Psychoneuroimmunologie wird Stress deshalb als ein Ganzkörpererlebnis gesehen, bei dem die Stresshormone Adrenalin, Noradrenalin und Kortisol eine große Rolle spielen. Diese Stresshormone erfüllen eine wichtige Funktion im Körper, wie dies im vorherigen Kapitel »Stress gehört zum Leben« (S. 24) beschrieben ist.

Dauerstress, Depression, lang anhaltende Ängste oder unterdrückte Gefühle schwächen die immuneigene Abwehr. Gefühle lösen nachweisbar körperliche biochemische Reaktionen aus (positive wie negative). Im weiteren Verlauf kommt es zu einer höheren Anfälligkeit für Infekte und zum Teil zu schwerwiegenden Krankheiten.

Unsere Gedanken, Gefühle und die Verhaltensweisen stehen auch in Wechselwirkung mit der Hirnfunktion. Der

Neurobiologe und Hirnforscher Gerald Hüther hat darüber intensiv geforscht. Er sagt, dass das Gehirn eine wichtige Funktion für den Heilungsprozess hat (siehe Kapitel »Die Korrektur negativer Gedanken und Vorstellungen«, S. 77).

In seinem Buch »Die Macht der inneren Bilder« legt er dar, dass sich Gehirnareale, die wir häufig benutzen, stärker entwickeln. Er begründet, dass alles, was wir erleben (Gedanken, Gefühle und Verhalten), Auswirkungen im Gehirn in Form von »Landkarten« oder »Autobahnen« hat.

Wenn Depression oder Verstimmungen das Leben maßgeblich bestimmen, wird die entsprechende Autobahn im Gehirn ausgebaut und der Hirnstoffwechsel verändert sich. Der Hirnstoffwechsel greift in das Immunsystem sowie in das Hormon- und Nervensystem ein. Umgekehrt gilt: Bei guten Gefühlen werden ebenfalls »Autobahnen« ausgebaut und der Hirnstoffwechsel schüttet andere positive biochemische Botenstoffe aus und wir fühlen uns gut.

Clara D.

>> *Die Gedanken von Clara D. kreisen immer um ihren Bandscheibenvorfall. Sie bekam Medikamente verschrieben, nahm eine Schonhaltung ein und redete viel über ihre Symptome. Dadurch baute sie die entsprechenden »Autobahnen« in ihrem Gehirn aus und blockierte damit die körpereigenen Selbstheilungskräfte. Clara brauchte eine neue Einstellung zu sich und ihrer Erkrankung. Sie brauchte neue Gedanken, um neue »Autobahnen« zu schaffen und damit ihre Selbstheilungskräfte zu aktivieren.* <<

Um die Selbstheilungskräfte zu aktivieren, braucht es nach Hüther folgende Bedingungen:

- Der Patient muss gesund werden (oder bleiben) wollen.
- Der Patient muss dem, der ihm helfen will, vertrauen.
- Der Patient muss verstehen, was passiert.
- Der Patient muss das Gefühl haben, aktiv am Prozess teilhaben zu können.
- Der Patient muss das Gefühl haben, dass das, was mit ihm passiert, Sinn ergibt.

In seinem Buch »Selbststeuerung: Die Wiederentdeckung des freien Willens« schreibt Joachim Bauer Folgendes dazu:

> *Jeder von einer ernsten Diagnose betroffene Patient steht vor drei Herausforderungen, deren gemeinsames Ziel sein sollte, die Selbststeuerung und die im präfrontalen Kortex sitzenden Kräfte der Selbstheilung zu aktivieren: Die erste besteht im Umgang mit den schulmedizinischen Aspekten der Erkrankungen, die zweite betrifft die Änderung des eigenen Gesundheitsverhaltens, die dritte Herausforderung besteht in der Zuwendung zur eigenen Person und in einer Stärkung der Selbstheilungskräfte.[3]*

Bauer, der Arzt, Neurobiologe und Psychotherapeut ist, bezieht sich auf die aktuellsten Erkenntnisse der Neurobiologie. Der von ihm zitierte präfrontale Kortex ist ein Teil des Vorderhirns. Im Vorderhirn identifiziert Bauer den Sitz unseres freien Willens und zeigt auf, dass Fühlen, Denken und Verhalten neurobiologische Wechselwirkungen haben.

Bauer beschreibt weiterhin, dass Krankheiten eine Chance auf Veränderungen sind und Menschen manchmal einen Anlass brauchen, um die eigenen Potenziale des freien Willens und der Selbststeuerung wiederzuentdecken. Durch die Gestaltung der persönlichen Lebensgewohnheiten können wir Einfluss auf unsere Gesundheit nehmen. Auch wenn wir krank sind, können wir durch die Veränderung der persönlichen Lebensgewohnheiten eine Besserung erzielen. Für eine Veränderung der Lebensgewohnheiten braucht es beraterische oder psychotherapeutische Begleitung. Wissenschaftliche Untersuchungen belegen nämlich, dass Psychotherapie helfen kann, das Krankheitsgeschehen positiv zu beeinflussen.

Die untrennbare Verbindung von Körper, Psyche und sozialem Umfeld gilt in der Psychoneuroimmunologie als nachgewiesen, genauso wie die Wechselwirkung zwischen Nerven-, Hormon- und Immunsystem.

Es ist erwiesen, dass sich die Dynamik des Immunsystems im Verlauf der Psychotherapie ändert. Der Grund ist, dass sich Denken und Fühlen mit dem Nerven- und Hormonsystem koordinieren und deshalb einen positiven Einfluss auf diese Systeme nehmen. Besondere Beachtung werden dabei auf frühe Einflüsse der Psyche mit belastenden Ereignissen und deren Auswirkungen auf unser Stresssystem gelegt. Es wird davon ausgegangen, dass die Entstehung von Gesundheit und Krankheit im Laufe des Lebens dadurch entscheidend mitbestimmt wird. Aufgrund dieser Beobachtungen und Messungen (Hormone, Entzündungszeichen) kann man sagen, dass eine gezielte Beeinflussung der Immunaktivität durch psychologische und psychotherapeutische Interventionen möglich ist. Das eröffnet völlig neue Möglichkeiten im Bereich der Beratung und Psychotherapie. Zurückliegende psychische Einflüsse haben unsere Zellen und unsere Hormone verändert (das kann mittlerweile nachgewiesen werden). Diese Zusammenhänge sollten bei der Behandlung von Patienten stärker berücksichtigt werden. Denn durch Psychotherapie kann das immunologische System gezielt positiv beeinflusst werden. Es geht dabei um die Absenkung von Stresshormonen und damit um eine Verminderung der Entzündungsneigung. Daraus folgt, dass Psychotherapie bei jeder schweren und chronischen Erkrankung eingesetzt werden sollte.

Voraussetzung dafür ist allerdings, dass die »Chemie« zwischen dem behandelnden Psychotherapeuten und dem Patienten stimmt. Die therapeutische Beziehung zwischen beiden ist eine wichtige Voraussetzung für den Heilungserfolg (siehe Abschnitt »Stimmt die Chemie zwischen Therapeut und Patient?«, S. 167). Die therapeutische Beziehung ist letztendlich auch ein gutes Stück Neurobiologie. Wenn die Chemie (bio-chemisch betrachtet) stimmt, hilft Psychotherapie weiter, unabhängig von den in Deutschland geltenden Psychotherapie-Richtlinienverfahren. Im Rahmen der in Deutschland geltenden Richtlinienverfahren sollen sich die Patienten ihren Therapeuten aber leider nach freien Therapieplätzen und Kassenzulassung aussuchen. Da wird es schwieriger mit der stimmigen Chemie.

Zusammenfassend lässt sich sagen, dass durch gezielte Beeinflussung der Psyche langfristige Gesundheit möglich ist!

Ein weiterer wichtiger Aspekt unserer Gesundheit und Krankheit sind unsere Gene. Auch sie können Krankheiten auslösen. Hiermit beschäftigt sich ein weiteres neues Gebiet, die Epigenetik.

Genetik und Epigenetik

Der genetische Code bestimmt über unsere Augenfarbe und den Fingerabdruck. Aber ist es wirklich so, dass er allein darüber entscheidet, wer wir sind? Ob gesund oder krank?

Nehmen wir einmal an, Ihr Vater hat einen hohen Blutdruck. Bei Ihnen wurden beim letzten Arztbesuch ebenfalls erhöhte Blutdruckwerte festgestellt. Denken Sie dann: Das liegt in der Familie, da kann ich nichts machen? Überlegen Sie, ob Sie das angebotene Herz-Kreislauf-Training im Fitnessstudio aufnehmen sollen? Oder denken Sie, das hat keinen Zweck, da der Bluthochdruck ja »vererbt« wurde? Ist doch völlig klar, jetzt hat es Sie erwischt, denn Ihr Vater und Ihr Großvater hatten ja auch schon Bluthochdruck.

Stimmt es wirklich, dass Sie nichts mehr tun können, wenn etwas vererbt wurde? Die gute Nachricht ist ein deutliches Nein. Den Genen wird immer viel zugeschrieben, mit der Konsequenz, dass Ihre eigene Motivation zu handeln deutlich herabgesetzt ist. Abgesehen von der Medikamentengabe gegen Symptome und einem »Da kann man nichts machen.« werden Sie mit der Diagnose alleingelassen. Nun hat sich die Forschung in den letzten Jahren ausführlich damit beschäftigt und herausgefunden, dass Gene ein- und ausgeschaltet werden können.

Ein Denkmodell vieler Mediziner ist, Gene als Blaupause zu sehen, die Struktur und Eigenschaften unseres Körpers bestimmen. Im Rahmen dieses Modells ist eine psychologische Einwirkung nicht möglich. Folglich wurde Psychotherapie bei allen genetisch bedingten Erkrankungen als wert- und nutzlos dargestellt. Diese Haltung macht es den rein somatisch tätigen Ärzten einfach zu sagen:

»Das ist genetisch bedingt.« Damit entheben sich diese Ärzte der Verantwortung, eine sinnvolle, ganzheitliche Therapie einzuleiten. Dies bedeutet: »Du hast eine Erbkrankheit? Finde dich damit ab, nimm eine Pille gegen die Symptome.« Diese Pillen haben zwar viele Nebenwirkungen, aber keine tiefergreifende ursächliche Auswirkung auf das Krankheitsbild. So werden einige Krankheiten wie Bluthochdruck, ein ganz hoher Cholesterinspiegel, Depression und sogar lebensbedrohende Krebserkrankungen in der familiären Vorgeschichte als »genetisch bedingt« diagnostiziert, und damit haben auch wir keine Verantwortung mehr.

Diese scheinbare Gesetzmäßigkeit wird durch die Epigenetik durchbrochen. Dieses veränderte Denken ist bisher leider noch nicht in das öffentliche Bewusstsein gerückt.

Was ist Epigenetik?

Epigenetik (von griech. »epi« = »hinzu« und griech. »genesis« = »Erzeugung, Ursprung«) ist ein Gebiet der Biologie und setzt sich damit auseinander, wie und wodurch unsere Gene aktiv werden. Sie untersucht die Funktion der Gene und auch der Zellen, um herauszufinden, welche »Kontrollinstanzen« es gibt, die die Aktivität der Gene regeln.

Früher wurde davon ausgegangen, dass wir etwa 120.000 Gene besitzen, und die Wissenschaft hat einen Teil davon entschlüsselt. Mittlerweile haben die Biologen festgestellt, dass von den 120.000 Genen, die verfügbar sind, 25.000 Gene durch Steuerungsproteine beeinflusst werden können. Steuerungsproteine sind Eiweiße, die auf unterschiedliche Art von äußeren Signalen beeinflusst werden.

Das heißt, wir können unsere Gene nicht verändern, aber wir können Einfluss nehmen, auf welche Art und Weise sie zum Ausdruck kommen. Dies wurde schon von Bruce Lipton in seinem Buch »Intelligente Zellen« dargestellt. Es gibt 30.000 Möglichkeiten, die Gene durch unsere Steuerungsproteine zu beeinflussen. Doch was sind jetzt die äußeren Kontrollinstanzen, die unsere Gene aktivieren oder deaktivieren? Es sind Glaubenssätze, Verhaltensmuster mit den daraus folgenden Emotionen, die Zellaktivitäten und Eiweißstoffe verändern. Die wiederum können unsere Gene an- oder abschalten.

Die Forschung der Epigenetik zeigt, wie unser Körper über seine Botenstoffe und Moleküle mit der Umwelt kommuniziert. Damit erscheinen die Gene in einem anderen Licht!

Peter Spork schreibt in seinem Buch »Gesundheit ist kein Zufall« ausführlich über die Forschung an eineiigen Zwillingen. Herausgefunden wurde, dass die Umwelt unser genetisches Material beeinflusst. Die Umwelt hinterlässt Spuren an den

Genen (während der Schwangerschaft und der Geburt) und verändert die Genregulation durch biochemische Umgestaltungen. Biochemische Vorgänge schalten bestimmte Gene ab oder an, wie bei einem Lichtschalter. Dies wird epigenetische Regulation genannt. Wenn Teile der Gene eingeschaltet bzw. ausgeschaltet werden, entstehen Eiweißstoffe, die für das Verhalten der Zelle verantwortlich sind. Das bedeutet: Wir können über unsere Ernährung (mehr Gemüse, weniger Fleisch), unser Verhalten (Plastik vermeiden, weniger Flugreisen), durch unsere Prägungen, unsere Glaubenssätze, unsere inneren Überzeugungen (Beratung oder Therapie in Anspruch nehmen) und über unsere Umwelteinflüsse (radiästhetische Untersuchung des Schlafplatzes, WLAN nachts ausschalten) unsere Gene durch diese Ein- und Ausschaltung mitsteuern. Wir können also Einfluss auf den Kontrollmechanismus der Steuerproteine nehmen. Diese bestimmen dann, ob und wie sich unsere Gene auswirken.

Eine hohe Beachtung findet in der epigenetischen Forschung der Einfluss von Stressfaktoren. Zur Erinnerung: Bei Stress wird in unserem Inneren eine Kettenreaktion von Hormonausschüttungen ausgelöst. Diese Kettenreaktion wirkt sich wiederum auf die Zusammensetzung unseres Blutes aus und ruft Zellveränderungen im Blut hervor, welche die Steuerproteine der Gene beeinflussen.

Eine weitere Beeinflussung zeigt sich durch unsere Emotionen, die natürlich auch wieder etwas mit unseren Stressfaktoren zu tun haben. Durch Gefühle wie Hass oder Ärger wird die Aktivität der Gene entsprechend negativ beeinflusst. Durch Gefühle wie Zuwendung, Anerkennung, Respekt, Freude, Liebe und Dankbarkeit entsteht Entspannung und dies beeinflusst die Aktivität der Gene ebenfalls. Bei positiven Gefühlen und der daraus resultierenden Entspannung können Gene aktiviert werden, die unsere Selbstheilungskräfte stärken. Dies führt uns zum nächsten Bereich der Kontrollinstanz: Unsere Glaubenssätze bzw. unsere Skriptentscheidungen (siehe Kapitel »Die Macht alter Glaubenssätze erkennen und verändern«, S. 112 und Kapitel »Das Skript«, S. 118) haben ebenfalls eine Auswirkung auf die Aktivität der Gene. Innere Überzeugungen wirken bis auf das Zellmilieu unseres Körpers. Zum Beispiel können lang anhaltender Stress oder ständige Angst Entzündungsreaktionen auslösen.

Das funktioniert folgendermaßen. Das Gehirn ist für Wahrnehmungen zuständig und der Verstand für die Bewertung dieser Wahrnehmungen. Erleben wir etwas positiv, werden im Gehirn Hormone und Neurotransmitter freigesetzt. Diese Substanzen versetzen uns dann in einen Entspannungszustand. Erleben wir etwas negativ, so nimmt unser Gehirn dies als Bedrohung wahr und reagiert – wie vor Tausenden von Jahren – mit Kampf-

oder Fluchtimpulsen. Das heißt, andere Hormone und Neurotransmitter werden freigesetzt. Es findet keine Entspannung statt, keine Zellerneuerung, keine Vernichtung von Krebszellen, keine Aktivierung der Selbstheilungskräfte, all das, was bereits schon im Neuro-Stressmodell beschrieben wurde.

Körperliche Belastung oder psychische Belastungen (Krankheit, Notsituationen, Traumata) beeinflussen ebenfalls die Aktivität der Gene und wirken sich dadurch sogar auf die nachfolgenden Generationen aus. Als Beispiel für die Auswirkungen einer Notsituation auf die nächste Generation sei hier die starke Hungersnot in den Niederlanden gegen Ende des Zweiten Weltkrieges erwähnt. Damals aßen die Menschen dort weniger als 1000 Kalorien pro Tag, häufig Suppe mit Kartoffelschalen oder Ähnliches. Festgestellt wurde, dass Kinder, deren Mütter während der Notzeit im ersten Drittel der Schwangerschaft waren, ein erhöhtes Risiko hatten, drogenabhängig zu werden. Hier wird eine epigenetische Fehlentwicklung an Teilen des Gehirns vermutet, die später das Suchtverhalten steuert. Die Folgen finden sich sogar noch später bei den Enkeln wieder.

Spork schreibt dazu Folgendes:

》 *Nach den neusten Erkenntnissen der Epigenetik startet die perinatale Prägung 3 Monate vor der Zeugung, also 12 Monate vor der Geburt.*[4] 《

》 *Komplexe Merkmale wie unsere Persönlichkeit beruhen auf dem gemeinsamen Produkt von Genen, Umwelt und Vergangenheit. Diese drei Faktoren lassen sich nicht voneinander trennen. Die Gene benötigen das Wechselspiel mit der Umgebung und sie brauchen ihre Prägung.*[5] 《

Dramatische, traumatische oder toxische (giftige) Einflüsse haben also bis drei Monate vor der Zeugung einen Einfluss auf unsere Gene.

Dies alles bedeutet aber nicht, dass wir Opfer unserer Gene sind. Wir sind durch unsere Gene nicht mehr Opfer unserer Gene, die unveränderbar sind. Unsere Gene sind durch innere und äußere Einflüsse stärker beeinflussbar, als jemals angenommen wurde!

Wir können unsere Gene und damit unsere langfristige Gesundheit also maßgeblich durch unser Verhalten, unsere Ernährung und unseren Umgang mit Stress beeinflussen. Aber was können Sie konkret tun?

In Bezug auf die Ernährung gibt es eine nahezu unüberschaubare Flut von Informationen. Auf einen Nenner gebracht, zielen sie fast alle darauf ab, die Zufuhr von Zucker gering zu halten, Mahlzeiten möglichst frisch zuzubereiten und wenig vorverarbeitete Lebensmittel (Fertiggerichte etc.) zu verwenden. Sinnvoll wäre es, bei der Ernährung auf mehr Obst und

Gemüse zu achten und weniger Fleisch zu essen.

In einer Umwelt, die immer mehr geprägt ist durch hohe Anforderungen, die in kürzeren Zeitspannen zu erfüllen sind, wird ein gesunder Umgang mit dem daraus resultierenden Stress immer wichtiger. Stresshormone, die während hoher Anforderungen bei der Arbeit oder bei zwischenmenschlichen Konflikten entstehen, lösen die sogenannte Kampf-oder-Flucht-Reaktion aus (engl. fight-or-flight response). Werden diese Stresshormone nicht abgebaut, beeinflussen sie den Körper, die Nervenzellen und die Gene bei anhaltendem Stress nachhaltig negativ. Es ist also wichtig, dass Sie diese Stresshormone abbauen. Bewegung bzw. sportliche Aktivität ist hier das Stichwort. Entspannungstechniken können dabei helfen, die Stressresistenz zu erhöhen und ein besseres Körpergefühl zu entwickeln. Hierfür gibt es ein vielfältiges Angebot von Meditation oder Yoga bis hin zu Achtsamkeitsübungen. Volkshochschulen und Bildungseinrichtungen verfügen häufig über ein reichhaltiges Angebot, bei dem Sie aus verschiedenen Kursen wählen können und ausprobieren können, mit welcher Entspannungstechnik Sie selbst am besten zurechtkommen.

Wenn Sie darüber hinaus das Gefühl haben, dass Sie tiefer gehende Unterstützung beim Umgang mit Stress oder einer bestehenden Erkrankung benötigen, oder Sie immer wiederkehrende Konflikte im privaten oder arbeitsbezogenen Umfeld erleben, dann kann auch der Weg zu einem Psychotherapeuten für Sie sinnvoll sein (siehe Kapitel »Was ist Psychotherapie?«, S. 161). Hier besteht für Sie die Möglichkeit, Ihre negativen Glaubenssätze zu erkennen und zu verändern, sodass sich durch eine Umstrukturierung Ihre Denkmuster verändern können und so auch Ihre Selbstheilungskräfte aktiviert und gestärkt werden.

Wer sich mehr für die Epigenetik interessiert, dem sei das auf S. 42 genannte Buch von Spork empfohlen.

Geheimnis

Gesundheit

Zum Gesundsein gehören Lebensfreude und eine befriedigende Gestaltung unserer Lebenszeit, selbst wenn der Körper beeinträchtigt ist.

Was braucht der Mensch, um gesund zu sein?

Eine bewusste Lebensweise trägt schon viel zum Erhalt der Gesundheit bei. Daneben braucht es gute Ernährung, Bewegung, Entspannung und soziales Wohlergehen.

Was ist Gesundheit?

Gesundheit wird oft als Abwesenheit von Krankheit verstanden. Die Weltgesundheitsorganisation (WHO) definiert:

> » *Gesundheit ist ein Zustand des vollkommenen körperlichen, geistigen und sozialen Wohlbefindens und nicht nur das Fehlen von Krankheit und Gebrechen.* «

Hier wird bereits durch die Nennung geistigen und sozialen Wohlbefindens eine ganzheitliche Sicht eingenommen. Zu dieser Sicht gehört auch die individuelle Empfindung eines jeden Einzelnen, also ob Sie sich gesund oder krank fühlen. Es stellt sich die Frage, wer nach dieser Definition, die übrigens von 1948 stammt, eigentlich noch gesund ist. Gesundheit ist nicht das Gegenteil von Krankheit. Gesundheit bezieht sich nicht nur auf den körperlichen Bereich, sondern auch auf den seelischen, sozialen, spirituellen und auf den kulturellen Bereich. Zusammenfassend ist damit gemeint, dass Gesundheit vorliegt, wenn Sie Ihre Lebensziele, Ihre täglichen Aufgaben, einschließlich Ihrer beruflichen Tätigkeit, Ihre Freizeit mit Ihren sozialen Kontakten, sportlichen Aktivitäten oder Hobbys mit Freude und ohne Einschränkung gestalten können.

Meiner Meinung nach müssen wir für die Erhaltung unserer Gesundheit zeitlebens aktiv sein, da sich die aktuellen Lebensbedingungen und Umwelteinflüsse ständig ändern.

Zu den krank machenden Umweltbedingungen zählen:
- Radioaktivität (Cäsium in Pilzen, Plutonium in Fischen)
- elektrische Felder (Starkstrom)
- elektromagnetische Felder (Mobilfunk)
- Umweltgifte (Mikroplastik in der Nahrungskette)
- Aluminium in Deos
- Unkraut- und Insektenvernichtungsmittel
- genmanipuliertes Gemüse

Zu den krank machenden sozialen Faktoren zählen:
- Überforderung oder Unterforderung und Konflikte am Arbeitsplatz
- Zeitdruck, Lärmbelastung etc.
- Streit und Konflikte in der Familie
- Überforderung durch Pflege von Familienangehörigen
- gesellschaftliche Konflikte wie Mobbing und Ausgrenzung
- Arbeitslosigkeit

Normalerweise würde der Mensch, wenn er den krank machenden Faktoren ausgesetzt ist, Schaden nehmen. Wir sind aber in der Lage, uns diesen krank machenden Faktoren zu einem gewissen Grad anzupassen.

Zu den Anpassungsmöglichkeiten gehört eine bewusste Lebensweise und ein gesunder Lebensstil. Dies erreichen wir durch eine gute Ernährung, ausreichende Bewegung und die Balance zwischen Aktivität und Entspannung. Ausreichender Schlaf zählt ebenso dazu wie die Reduzierung von ungesundem Stress. Eine positive Lebenseinstellung und der Glaube an die Möglichkeit der Heilung, verbunden mit dem Willen, gesund zu werden bei einer Erkrankung, ist ausschlaggebend für die Genesung.

Eine positive Lebenseinstellung können Sie sich aneignen. Dafür bedarf es der Reflexion und Auseinandersetzung mit Lebensereignissen. Wenn Sie sich zum Beispiel ein Bein gebrochen haben, können Sie wütend auf sich sein, weil Sie unachtsam waren. Sie meinen, Sie hätten diesen Unfall vermeiden können. Jetzt denken Sie pausenlos daran, was Sie dadurch alles nicht können und welche Nachteile dadurch entstehen. Versuchen Sie lieber, Ihr Denken umzustellen, und fragen Sie sich, was alles Positives durch die Erkrankung passiert: Sie haben eine längere Pause vom Arbeitsstress. Sie haben Zeit für sich. Sie können alle Bücher lesen, die Sie schon immer lesen wollten. Sie erhalten viel Zuwendung. Sie lernen, um Hilfe zu bitten. Ist jetzt Ihr Glas halb leer oder halb voll?

Fürsorgliche Zuwendung und die Erfüllung unserer körperlichen und psychischen Grundbedürfnisse unterstützen das Immunsystem und tragen dadurch ebenfalls zur Gesundung bei.

Die Erfüllung von psychischen Grundbedürfnissen

Grundbedürfnisse sind Bedürfnisse, deren Berücksichtigung lebenswichtig sind. Hierbei gilt es zwischen körperlichen, psychischen und sozialen Grundbedürfnissen zu unterscheiden.

Die Grundbedürfnisse sind zum Teil auch Sicherheitsbedürfnisse. Wenn die körperlichen Grundbedürfnisse wie Trinken, Essen, Schlafen, Atmen, Wärme, Licht und Bewegung einigermaßen befriedigt sind, sind damit gute Voraussetzungen für unsere Gesundheit geschaffen. Die Erfüllung der Sicherheitsbedürfnisse dient dem direkten Überleben. Ihre Berücksichtigung bedeutet Schutz vor Gefahren. Dazu gehört z. B., im Winter eine warme Wohnung zu haben.

Haben Sie eine Vorstellung davon, was mit psychischen Grundbedürfnissen gemeint ist? Sie sind nicht so bekannt wie die körperlichen Grundbedürfnisse und werden infolgedessen nicht genug beachtet. Zu unseren psychischen Grundbedürfnissen gehören mehrere große Bereiche, die im Folgenden aufgezeigt werden.

Identität und Zugehörigkeit

Das Bedürfnis nach Identität erfordert einen Freiraum für Ihre persönliche Entfaltung. Sie möchten sein, wer und wie Sie sind. Sie möchten Ihre persönliche Identität entwickeln. Sie haben Ihre eigene Persönlichkeit und möchten Ihrem Prozess der weiteren Persönlichkeitsentwicklung ungehindert nachgehen können. Auch der Wunsch nach Selbstverwirklichung ist darin enthalten.

Wenn Sie sagen: »Ich bin Deutscher, Europäer, Türke, Syrer, Österreicher«, dann ist dies eine Selbstdarstellung, die mit Ihrer Ich-Identität verwoben ist. Diese Ich-Identität beinhaltet Ihre eigenen Wertvorstellungen, Ihre Handlungen und Ihre Gefühle. Deshalb ist es für Menschen, die nicht in dem Land leben, in dem sie geboren wurden, schwer, sich zugehörig zu fühlen. Auch an die nächste Generation werden die kulturellen Gewohnheiten und Wertvorstellungen durch die Familie noch weitergegeben. Dies führt zu einem inneren Identitäts- und Zugehörigkeitskonflikt. Zum Beispiel werden Deutschtürken oft, obwohl sie in Deutschland geboren sind und die Sprache fließend sprechen, nicht als Deutsche anerkannt. Dadurch fühlen sie sich nicht zugehörig.

Außerdem verschafft man sich über andere Dinge Identität und Zugehörigkeit. Auch Ihre Wohnung zeugt von Ihrer persönlichen Identität. Sie richten sie nach Ihren eigenen Vorstellungen ein. Sie haben schöne Möbel, viele Bücher und einen Lieblingssessel. An mehreren Orten platzieren Sie Andenken an wichtige Begebenheiten aus Ihrem Leben. In Ihrer Wohnung zeigt sich ein Stück weit, wer Sie sind. Jedes Unternehmen hat seine eigene Unternehmensidentität. Politische Parteien versuchen ebenfalls, ihre Identität zu finden bzw. beizubehalten.

Bindung und Beziehung

Das Bedürfnis nach Bindung und Beziehung mit anderen Menschen ist ein grundlegendes. Der Mensch ist ein soziales Wesen, dieses Bedürfnis ist evolutionär verankert. Die Grundlagen dafür werden schon im Säuglingsalter gelegt. Ob die vollzogene Entwicklung erfolgreich war, zeigt sich im Erwachsenenalter. Dieses Bedürfnis ist so wichtig, dass ihm ein eigenes Kapitel gewidmet ist (siehe S. 95).

Liebe, Freude und Glück

Körperkontakt, Zärtlichkeit und Sexualität gehören zum Menschsein und sind ein psychisches und körperliches Bedürfnis eines jeden Menschen. Liebe und Geborgenheit werden uns buchstäblich »in die Wiege gelegt«. Als Säugling haben die meisten Menschen das (hoffentlich) erlebt und fühlten sich sicher und geborgen. Diese Art von Geborgenheit ist durch nichts zu ersetzen. Als Erwachsener sucht jeder nach einem Ort der Geborgenheit. Problematisch wird es im Alter und bei Krankheit oder wenn Menschen längere Zeit zu wenig soziale Kontakte und keine Freunde haben. Häufig werden die Internetportale bemüht für die Suche nach Interessengemeinschaften oder Lebenspartnern. Manchmal mit Erfolg, häufig aber auch nicht. Dann wird die Nichterfüllung dieses Bedürfnisses als noch schmerzhafter als zuvor empfunden. Besonders schwierig wird die Situation im Altersheim. Dort sind fürsorglicher Körperkontakt und befriedigende Sexualität Mangelware.

> Charlotte L.
>
>》 *Charlotte L. kam in meine Praxis mit den Worten: »Ich kann nicht mehr. Ich lebe mit meinem Mann in Scheidung. Ich versorge den ganzen Tag die Kinder und habe deshalb keine Zeit, Kontakte zu knüpfen. Ich fühle mich einsam, keiner versteht mich.« Sie hat mehrfach erfolglos versucht, über das Internet einen Partner zu finden. Nach einigen Stunden Therapie wurde ihr klar, dass sie Liebe, Freude und Glück nicht nur von außen erwarten kann. Sie gestaltet ihr Leben jetzt so, dass sie allein zufrieden ist.* ◂

Im Kapitel »Berührungen und Bindung« (S. 95) gehe ich weiter auf diese Bedürfnisse ein.

Autonomie und Selbstbestimmung

Kennen Sie das? Ihr Partner oder Ihre Partnerin sagt Ihnen immer wieder, dass sie/er sich eingeengt fühlt. Mehr Freiheit in der Beziehung sollte vorhanden sein, mehr Selbstständigkeit sollte gegeben sein. Oft kommt noch der Vorwurf: »Du kontrollierst mich.« So zeigt sich das Bedürfnis nach Autonomie. Oder umgekehrt, es besteht ein Konflikt zwischen Autonomie und Abhängigkeit. Dieses psychische Grundbedürfnis greift auch in das Bedürfnis nach Bindung und Beziehung ein, da die Entwicklung Ihres Autonomiebestrebens von Ihren frühen Bindungserfahrungen abhängig ist.

Autonomie ist nicht zu verwechseln mit Egoismus. Autonomie bedeutet, sich der eigenen Bedürfnisse bewusst zu sein, Entscheidungen zu treffen. Sie können z. B. eine Vereinbarung in Ihrer Partnerschaft treffen, dass Sie sich alle 14 Tage mittwochabends mit Ihren eigenen Freunden treffen. Der andere Mittwoch bleibt Ihrer Paarbeziehung vorbehalten. Dies ist ein Beispiel für eine autonome Entscheidung ohne Anpassung an den Freundeskreis oder an Ihre Beziehung. Das ist kein Egoismus, sondern eine Vereinbarung über das, was Sie wirklich tun möchten. So kommen Sie Ihrem Bedürfnis nach Autonomie nach. In der Anpassung tun Sie dagegen viel, um anderen zu gefallen, damit Sie Ihre eigenen Gefühle wie Wut und Enttäuschung nicht mehr spüren. Wenn diese Gefühle nicht angemessen ausagiert werden, können körperliche Symptome wie z. B. Magen- oder Rückenschmerzen auftreten.

Laura M.

> *Laura M. kam zu mir, weil sie unter Schwindel litt. Herausgefunden haben wir, dass ihre Autonomiebestrebungen gänzlich abhandengekommen waren. Sie »schwindelte«, um sich abzugrenzen, und um nicht immer Ja zu allem sagen zu müssen. Nachdem dieser Konflikt durch die körperliche Symptomatik klar wurde, lernte die Patientin, sich in angemessener Form abzugrenzen und selbst zu bestimmen, was sie möchte. Der Schwindel war nicht mehr nötig und verschwand.*

Sinn und Spiritualität

Seit Menschengedenken beschäftigt man sich mit spirituellen Themen und Sinnfragen. Philosophen suchen nach dem Sinn des Lebens. Wer im Leben seinen Sinn findet, erträgt fast jedes Leid. Die Frage nach dem Sinn ist Grund für Hoffnung, Schutz gegen Verzweiflung und ein Motivator der Genesung. Menschen, die sich mit Sinnfragen beschäftigen, haben meist eine höhere Lebensqualität, und sie gehen mit Belastungen gelassener um. Sich spirituellen Fragen zu stellen, kann auch negative Erlebnisse »sinn-voll« machen.

Viele Menschen tun sich allerdings mit dem Wort Spiritualität schwer und verwechseln sie mit Religiosität. Bei Spiritualität geht es (in meinem Verständnis) nicht um eine Glaubensrichtung, sondern um Sinnhaftigkeit. Wie oft haben Sie sich nach dem Sinn des Lebens gefragt? Warum sind Sie auf der Welt, in dieser Stadt, in dieser Familie? Welche Aufgabe gilt es für Sie zu erfüllen? Welche Lernerfahrungen werden Sie in Ihrem Leben auf dieser Welt machen? Besonders stark drängen sich die Fragen während einer schweren Erkrankung oder bei dem Erleben einer Krise auf. Was sich zunächst als aussichtslos darstellt, kann aber vielleicht nach Jahren einen Sinn ergeben.

> Alexander N.
>
> » *Aufgrund von Rationalisierungen in seinem Unternehmen wurde Alexander N. nach 25 Jahren arbeitslos. Natürlich war er wütend, fühlte sich ungerecht behandelt, hatte permanent Rückenschmerzen. Nachdem sein »Schock« über die Kündigung und die Emotionen etwas abgeklungen waren, fragte er sich nach dem Sinn »des Ganzen«. Damals konnte er diesen noch nicht erkennen, später schon. Alexander arbeitet heute glücklich in einer Gärtnerei. Statt im Büro zu sitzen, kann er draußen sein und die Natur mit all ihren Facetten spüren. Das wollte er schon immer. Durch die Kündigung wurde er quasi in ein neues Leben katapultiert. Es fühlte sich für ihn sinngebend an, auch wenn er finanzielle Abstriche machen musste.* «

Spiritualität ist für mich eine der wichtigsten Säulen ganzheitlicher Gesundheit.

Kompetenz und Wirksamkeit

Damit ist gemeint, Vertrauen in Ihre eigene Kompetenz und Ihre eigenen Fähigkeiten zu haben. Sie sollten abschätzen können, was Ihre Stärken und was Ihre Schwächen sind. Sie haben sicherlich schon erlebt, wie zufrieden Sie sind, wenn Sie ein selbst gestecktes Ziel erreicht haben. Sie haben etwas geschafft! Das fühlt sich gut an und vielleicht werden Sie zudem noch von anderen gelobt und wertgeschätzt. Sie kennen auch die Bereiche, in denen Sie nicht so gut sind. Sie können ein hervorragender Handwerker sein, doch bei Ihrer Steuererklärung versagen Sie. Sie entscheiden sich, jemanden zu fragen, der sich damit auskennt, oder Sie entscheiden sich, professionelle Hilfe zu holen. Sehr gut! Dazu können Sie stehen, denn »Gewinner holen sich Hilfe«! Das ist keine Schwäche, sondern eine Stärke, die nichts mit Versagen zu tun hat. Wir gehen mit unserer eigenen Wirksamkeit und Kompetenz gut um. Wir können ja nicht in allen Dingen des Lebens Fachfrauen bzw. Fachmänner sein. Ich verstehe z. B. die 24-seitigen Versicherungsbedingungen in einem Vertrag überhaupt nicht. Also lasse ich jemanden den Vertrag kontrollieren, der davon mehr Ahnung hat als ich.

Sicherheit und Orientierung

Haben Sie gerne Klarheit? Möchten Sie wissen, was Sie erwartet, wenn Sie einen Vertrag bei Ihrem Mobilfunkanbieter unterschreiben, um unangenehme Überraschungen zu vermeiden? Lieben Sie es, Ihren Tagesablauf zeitlich zu strukturieren?

Einfluss nehmen zu können und Orientierung zu haben sind Grundvoraussetzungen, da sie uns Sicherheit geben, damit wir uns in unseren äußeren Rahmenbedingungen zurechtfinden. In meiner Praxis orientiere ich meine Patienten über die Bedingungen einer Behandlung bei mir. Ich erkläre die Regeln dafür, wie wir miteinander umgehen, bis wann Termine abgesagt werden müssen, wann die Rechnung gestellt wird und so weiter. Natürlich geht dann die »innere« Orientierung weiter, indem ich mit meinen Patienten gemeinsam überlege, was das Ziel ist und welche Schritte durchgeführt werden können. Die Patienten können so eigenverantwortlich auf ihre Behandlung Einfluss nehmen. Kontrolle dient dem Sicherheitsbedürfnis (zu vergleichen mit den Kontrollen am Flughafen).

Wenn in Unternehmen Veränderungen stattfinden, sind Mitarbeiter erst einmal verunsichert. Durch klare und offene Kommunikation kann dem Bedürfnis nach Sicherheit und Orientierung begegnet werden. Kontrolle und Orientierung haben auch ihre Grenzen. Es sollte eine gesunde Mischung zwischen Kontrolle und Kreativität angestrebt werden. Ein Zuviel an Kontrolle erzeugt kein Wohlgefühl bei unseren Mitmenschen. Stellen Sie sich einen Vorgesetzten vor, der dauernd beobachtet, ob Sie alles richtig machen. Sie würden sich kontrolliert, manipuliert fühlen und übermäßiger Kritik ausgesetzt sehen. Hierbei entstehen Konflikte, die durch weitere Manipulationen bei mangelnder Kommunikation schwer zu lösen sind. Im weiteren Verlauf kann dies zu Zwängen (Kontrollzwang) führen und mit Angststörungen enden.

Kontrolle über den eigenen Körper zu haben, ist ebenfalls nützlich. Den Körper oder die Psyche bei Erkrankungen mit Medikamenten zu kontrollieren, kann kurzfristig hilfreich sein, auf Dauer aber zu weiteren Krankheiten führen.

Wohlbefinden und Lustgewinn

Dieses Bedürfnis hat eine doppelte Funktion. Wenn Sie sich mit Halsschmerzen, Fieber und Gliederschmerzen zur Arbeit schleppen, damit die Kollegen nicht überlastet sind, dann haben Sie kein körperliches Wohlbefinden und natürlich auch keine Lust zu arbeiten. Auch bei einer körperlichen Verletzung oder chronischen Schmerzzuständen ist kein Wohlbefinden auf körperlicher oder psychischer Ebene vorhanden. Wenn Sie sich bei einem Konflikt mit Ihren Kindern herumschlagen, dann erleben Sie ebenso kein psychisches Wohlbefinden. In erster Linie dient dieses Bedürfnis dazu, unangenehme Erlebnisse zu vermeiden.

Sie haben keine Lust, den Keller aufzuräumen oder die längst überfällige Steuererklärung zu machen? Stattdessen spielen Sie ein Computerspiel? Es ist ein gesundes menschliches Bedürfnis, Unlust zu vermeiden. Wie oft sagen Sie: »Ich habe keine Lust.« Und wie oft sagen Sie: »Ich habe Lust.«? Sie können lernen, Unlust auszuhalten, um wichtige Ziele zu erreichen. Wenn Sie das nicht schaffen, fragen Sie Freunde, wie sie das handhaben, oder nehmen Sie eine Beratung in Anspruch.

Sie lernen auch im Laufe des Lebens, sich lustvolle Erfahrungen zu gönnen. Das kann ein gutes Essen sein oder ein sportliches Vergnügen. Im Anschluss fühlen Sie sich psychisch und körperlich wohl.

Fühlen Sie sich an Ihrem Arbeitsplatz wohl? Was können Sie tun für mehr Wohlbefinden und Lust bei der Arbeit? Mangelnde Motivation, krankheitsbedingte Fehlzeiten, leichte Formen von Depression bis hin zu komplexen psychischen Störungen können die Folge von zu wenig Wohlbefinden und Lustgewinn sein. Wie erreichen Sie das? Sie können sich z. B. an Ihrem Arbeitsplatz mit schönen Dingen umgeben, selbst wenn Sie Desk Sharing haben.

Auch manche Unternehmen machen sich dazu ihre Gedanken. Es besteht laut der Benchmark-Studie von »Great Place to Work« erheblicher Handlungsbedarf, um psychisches Wohlbefinden bei Mitarbeitern in Unternehmen zu erreichen. Als Arbeitgeber können Sie die Geräuschkulisse reduzieren oder Sie bieten Ihren Mitarbeitern Kaffee, Tee oder Wasser an. Sorgen Sie für rückengerechte Sitzplätze und augenschonende Bildschirme. Bieten Sie in der Mittagspause gegen geringes Entgelt Massagen und Entspannungsverfahren an. Für den Abbau stärkerer Aggressionen können Sie einen Boxsack aufhängen.

Als Arbeitnehmer können Sie mit Ihren Kollegen darüber diskutieren, was zu tun ist, und weitere Ideen entwickeln, um diese dem Arbeitgeber vorzutragen.

Stimmigkeit

Wenn es im Herbst und Winter abends früher dunkel wird, schalten Sie das Licht an. Wenn Ihnen die große Lampe zu hell ist, wählen Sie eine kleinere Lichtquelle. Ist Ihnen das zu wenig, schalten Sie eine weitere Lampe an. So probieren Sie, bis es für Sie stimmig ist. Bestimmt kennen Sie auch Situationen, wenn in der Familie oder bei der Arbeit alles rundläuft. Alles macht Freude, die Arbeit geht leicht von der Hand und es geht Ihnen gut. Sie sagen: »Alles stimmt im Moment.« Ihr Bedürfnis nach Stimmigkeit ist erfüllt.

Ambivalenzen entstehen, wenn sich Situationen unecht, unstimmig, nicht authentisch anfühlen. Wenn Sie jemand lobt, Sie dabei aber mit einem bitterbösen Blick ansieht, ist dies unstimmig. Ambivalenz bedeutet in diesem Fall eine Diskrepanz zwischen dem Gesagten und der Körpersprache. Wenn dieser Zustand länger anhält, kann es sein, dass Sie sich irritiert, verunsichert oder hilflos fühlen. Sie reagieren womöglich ebenfalls mit Ambivalenzen. Dann ist es wichtig, dass Sie diese Unstimmigkeiten ansprechen und klären.

Stimmungen werden früh und oft auch unbewusst wahrgenommen. Ambivalenzen werden z. B. in Beziehungen durch das gleichzeitige Bedürfnis nach Nähe und Distanz erlebt. Es gibt die Redensart »Zwischen uns stimmt die Chemie nicht«. Sie drückt das Bedürfnis nach Stimmigkeit aus. Die Konsequenz ist meistens, dass die Beziehung keine Zukunft hat.

Der Begründer der Transaktionsanalyse, Eric Berne, hat drei weitere psychologische Grundbedürfnisse herausgearbeitet, auf die ich im Folgenden näher eingehe.

Struktur

Was passiert, wenn Ihr Tagesrhythmus plötzlich gestört wird? Sie stehen auf, das Wasser für die Dusche ist kalt, die Kaffeemaschine funktioniert nicht und Sie kommen zu spät zu Ihrer Arbeit. Sie erleben sich gehetzt und sagen jedem, der Ihnen gerade begegnet, Sie hätten keine Zeit. Im Büro ist durch das neue Update alles lahmgelegt und Sie können nicht richtig arbeiten, müssen aber noch Ihre Unterlagen für eine Präsentation ausdrucken. Wie fühlen Sie sich dabei? Welche Gedanken haben Sie? Welche Körperreaktionen laufen gerade ab?

In diesem Beispiel zeigt sich, dass gerade das psychische Grundbedürfnis, nämlich das der eigenen Zeitstruktur, gestört ist. Möglich ist, dass Sie dann gereizt reagieren oder sogar körperliche Symptome wie Zittern oder Magenschmerzen verspüren. Am Abend sitzen Sie dann völlig fertig auf Ihrem Sofa, bekommen eventuell Fressattacken und sind unzufrieden mit sich und der Welt.

Die Struktur der Zeit kann weiter unterteilt werden, wie in der nachfolgenden Aufzählung ersichtlich wird. Dies wurde von Eric Berne in seinem Buch: »Was sagen Sie, nachdem Sie guten Tag gesagt haben?« beschrieben.

Rückzug Wenn jemand Zeit mit sich allein verbringt wie z. B. mit Ruhen, Schlafen, Meditieren, also keinen Kontakt zu anderen Menschen hat, dann wird das als Rückzug bezeichnet. Vielleicht kennen Sie den Sketch von Loriot: Ein Mann sitzt im Wohnzimmer, sinniert und möchte seine Ruhe haben. Seine Frau versucht alles Mögliche, um ihn zur Aktivität zu bewegen. Er besteht auf seinem Rückzug.

So sollten Sie es auch machen. Wimmeln Sie alles ab, gehen Sie nicht ans Telefon und an den Computer. Genießen Sie Ihre Ruhe!

Übertriebener Rückzug liegt vor, wenn Sie jeden Kontakt vermeiden, was schlimmstenfalls in einer sozialen Phobie enden kann.

Rituale Rituale gibt es in vielen Gemeinschaften, z. B. Sportvereinen oder in der Kirche. Das Begrüßen eines Nachbarn ist auch ein Ritual. Außerdem gibt es Trauerrituale und Hochzeitsrituale. Trauerrituale sind ungemein wichtig, sie schaffen Identität und Sicherheit sowie ein Gefühl von Zusammengehörigkeit. Bei großen Unfällen im Ausland verspüren Angehörige eine deutliche Entlastung durch vor Ort organisierte Trauerrituale. Sie unternehmen große Anstrengungen, um

Reflexionsübung

Wählen Sie einen durchschnittlichen Arbeitstag und ordnen Sie ein, wie viel Prozent Ihrer Zeit durch Rückzug, Rituale, Zeitvertreib, Aktivitäten, Spiele und Intimität strukturiert wird. Sie können die gleiche Reflexion im Hinblick auf das letzte Wochenende oder den letzten Urlaub durchführen.

Ihre Zeitstruktur.

Prozent	Rückzug	Rituale	Zeitvertreib	Aktivität	Spiele	Intimität
100						
90						
80						
70						
60						
50						
40						
30						
20						
10						
0						

an den Unfallort zu gelangen, dort ihrer Trauer Ausdruck zu verleihen und sich zu verabschieden.

Zeitvertreib Damit ist im weitesten Sinne der berühmte »Small Talk« gemeint, also eher eine oberflächliche Unterhaltung: Sie reden mit der Nachbarin über das Wetter oder Sie unterhalten sich bei einer Party über Sport. Auch die »Zeit totschlagen«, um der Langeweile zu entgehen, gehört mit dazu.

Aktivitäten Zur Aktivität zählt alles das, was wir tun: Sport, Hobbys, zur Arbeit gehen. Vermeidungsaktivitäten zählen genauso dazu: Fenster putzen, statt den angefallenen Bürokram zu erledigen.

Spiele Eric Berne meint hier nicht Entspannungsspiele oder unterhaltsame Spieleabende, sondern sogenannte »psychologische Spiele«. Psychologische Spiele laufen unbewusst ab. Sie erkennen sie daran, dass Sie sich nach einem Gespräch irritiert, verwirrt oder auch verärgert fühlen. Sie wissen nicht genau, was »eigentlich gelaufen« ist. Das bekannteste Spiel ist das »Ja-aber-Spiel«. Jemand fragt Sie z. B. um Rat und Sie geben bereitwillig Auskunft. Ihr Gegenüber beginnt jeden Satz mit der Antwort: »Ja, aber das habe ich schon versucht. Ja, aber das ist zu kompliziert. Ja, aber ich kann das nicht.«, und so weiter. Nach einigen Minuten werden Sie und Ihr Gegenüber als Konsequenz dieses Spieles ärgerlich sein.

Als Faustregel gilt: Wenn sich beide Partner nach einem Gespräch schlecht fühlen, können Sie davon ausgehen, dass ein »psychologisches Spiel« gelaufen ist. Da die psychologischen Spiele nicht bewusst ablaufen, ist dies ein missglückter Versuch, unser Bedürfnis nach Stimulus zu befriedigen oder Langeweile zu vermeiden.

Intimität Intimität ist nach Eric Berne die beste Art und Weise, seine Zeit zu verbringen. In der Intimität begegnen wir anderen Menschen auf einer tiefen vertrauensvollen Ebene. Andere dürfen sich uns anvertrauen und wir dürfen uns anderen zumuten.

Ihre Zeit ist kostbar! Der Satz »Zeit ist Geld« hat heute eine andere Bedeutung. Der Satz müsste in der heutigen Zeit lauten: »Zeit ist Ware.« Ihre Zeit ist mittlerweile zu einem Marktwert geworden. Dass dies möglich war, ist die Folge des grenzenlosen Wachstums in der Wirtschaft und der Gewinnmaximierung:
- Sie bauen Ihre Möbel selbst zusammen.
- Sie recherchieren für die neue Stereoanlage stundenlang im Internet.
- Sie drucken Ihr Flugticket selber aus.
- Sie zahlen an der Selbstbedienungskasse.

Das alles, um scheinbar Geld zu sparen. Ist das wirklich so? Wenn Sie Stunden brauchen, um Ihren neuen Drucker in Ihr bestehendes Netzwerk anzuschließen, sollten Sie überlegen, was Ihr Markt-

Reflexionsübung

Wie gestalten Sie Ihre Lebenszeit? Diese Frage können Sie beantworten, indem Sie ein Lebenszeitrad für sich erstellen, wie es unten modellhaft aufgeführt ist. Hier können Sie eintragen, wie viel Zeit Sie für die verschiedenen Aktivitäten Ihres Alltags (Arbeit und Karriere, Familie, Beziehungen, Freunde etc.) verbringen. Erstellen Sie sich selbst ein neues Zeitrad für eine Woche, einen Monat oder für ein ganzes Jahr.

Wenn Sie möchten, können Sie in diesem Zeitrad, den Aktivitäten, die Ihnen am wichtigsten sind, mehr Zeit einräumen und nach Ihren Wünschen umgestalten. Ihre Lebenszeit ist begrenzt. Deshalb ist es sinnvoll, ein Bewusstsein dafür zu entwickeln, wie Sie sie einteilen möchten. Sie sehen an dem Zeitrad, für welche Aktivitäten Sie sich die meiste Zeit einräumen. Denn Zeit, bei all Ihren Verpflichtungen, haben Sie nicht, Sie sollten Sie sich deshalb nehmen! Prüfen Sie nach, wo Sie Zeit einsparen können für Dinge, die Ihnen wirklich wichtig sind: zum Beispiel eine Stunde weniger fernsehen, stattdessen mit den Kindern spielen. Oder nur ein Computerspiel alle zwei Tage, stattdessen meditieren Sie. Vielleicht können Sie so Ihre Gewohnheiten etwas ändern, Ihre Grundbedürfnisse mehr befriedigen und damit etwas zu Ihrer Gesundheit beitragen.

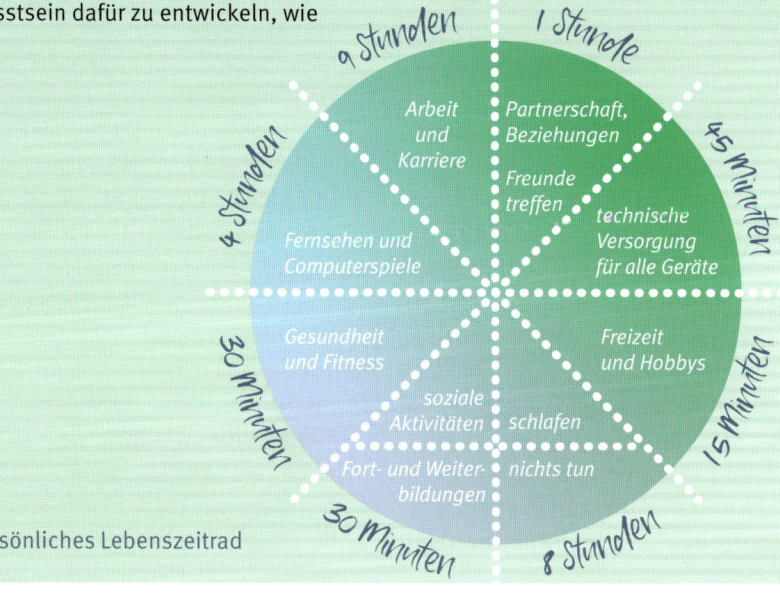

➤ Persönliches Lebenszeitrad

wert pro Stunde ist. Wäre dann nicht ein Techniker erheblich günstiger? Ihren Arbeitslohn müssten Sie auf den bezahlten Preis des Druckers aufschlagen. Wenn Sie mehr Zeit als Geld haben, können Sie alles selber montieren. Wenn Sie aber mehr Geld als Zeit haben, sollten Sie über den wahren Einkaufspreis nachdenken.

Die Verbraucherzentralen in Deutschland verklagen Facebook, weil die Nutzung von Facebook mit der Ermittlung von privaten Daten und mit der Kontaktzeit bezahlt wird und damit der Datenschutz und Verbraucherrechte verletzt werden. Deshalb ist Facebook kostenlos, da es das Geld immateriell verdient. Um Zeit zu sparen, hat man in den USA die Toilettenzeit in einem Unternehmen auf sieben Minuten pro Tag beschränkt. In Japan leiden 40% der Arbeitnehmer unter Burn-out. In einigen japanischen Unternehmen werden deshalb am frühen Abend alle Computer heruntergefahren und das Licht ausgeschaltet. Damit soll dem hohen Aufkommen an Überstunden entgegengewirkt werden.

Die meisten Menschen können in Ihrem Berufsleben ihre Zeit nicht frei verwalten, versuchen Sie es deshalb zumindest in Ihrem Privatleben.

Stellen Sie folgende Überlegungen an:
- Fühlen Sie sich oft gehetzt, eilen Sie von Termin zu Termin – auch in Ihrer Freizeit?
- Können Sie freie Zeit genießen oder langweilen Sie sich zu Tode, wenn Sie keinen Termin haben?
- Fällt Ihnen sofort etwas ein, was Sie tun könnten, wenn Ihnen plötzlich Zeit zur Verfügung steht?
- Können Sie Ruhe schlecht aushalten?
- Was haben Ihre Eltern Ihnen über die Zeit gesagt?
- Kennen Sie folgende Aussagen: »Man lebt nur einmal«, »Lass dir Zeit, morgen ist auch noch ein Tag!«, »Verschwende deine Zeit nicht!«, »Genieße das Leben, solange du kannst!«?

Sie können Ihre Reaktionen auf diese Aussagen und Fragen aufschreiben und anschließend überlegen: Sind diese Aussagen für Ihr Leben noch aktuell? Wenn nicht, was möchten Sie gerne ändern?

Stimulus

Ein weiteres psychisches Grundbedürfnis ist das nach Stimulus (sinnliche Anregung). Es erfüllt sich in allen Formen durch innere oder äußere Anregung. Innere Anregung ist das Lesen eines fesselnden Buches. Körperlicher und emotionaler Stimulus ist das Fahren auf einer Achterbahn. Hierbei werden Stresshormone ausgeschüttet und die meisten Menschen äußern das durch Kreischen.

Umarmungen, gestreichelt werden oder Sexualität gehören zu den körperlichen und psychischen Stimuli. In jedem Alter brauchen Menschen Stimulation, Anregungen und Herausforderungen. Stimulation verhilft zu einer Verbesserung von Denkprozessen und zur Vernetzung in unserem Gehirn, wie die Hirnforschung bestätigt. Fehlt uns Stimulation, suchen wir oft einen Ersatz, häufig durch Konsum. Hierunter fällt auch das stundenlange Spielen am Computer, ein zu hoher Alkoholkonsum, übermäßiges Essen und Drogenmissbrauch. Gerade diese Ersatzstimuli können schlimmstenfalls über das Maß der Gewöhnung hinausgehen und zur Sucht werden, da durch den Konsum nur kurzfristig Zufriedenheit entsteht. Normalerweise entsteht nach Befriedigung eines psychischen Grundbedürfnisses längerfristige Zufriedenheit.

Wenn ich Seminarteilnehmer nach ihren Bedürfnissen, Zielen und Wünschen für das geplante Seminar frage, sagen sie oft: »Wir möchten Input erhalten«. Wie viel Input wird wirklich gebraucht? Grenzenlos? Und wie wird mit dem erhaltenen Input umgegangen? Wie viel kann davon realistisch aufgenommen und vor allem umgesetzt werden? Der Begriff »Input« stammt ursprünglich aus der Computerwelt und bedeutete »Einspeisung«, also Daten eingeben.

Kennen Sie das? Sie werden morgens durch das Radio mit Bierreklame geweckt. Sie finden jedes Wochenende viel »Input« durch Werbung in Ihrem Briefkasten, teilweise auch noch in Folie eingeschweißt, egal, ob Sie diesen Input gerade brauchen oder nicht. Input ist reichlich vorhanden, sodass meines Erachtens bereits eine Überstimulierung vorliegt. Sie können nicht mehr frei entscheiden, was Sie wirklich konsumieren möchten. Es werden Ihnen in den Medien Bedürfnisse vorgegaukelt. Die Werbung, Politik, Industrie und Medien vermischen ihre Werbung geschickt mit den psychischen Grundbedürfnissen. So nutzen sie gezielt Ihr Unterbewusstsein aus, um Kaufinteresse zu wecken. Im Fachjargon wird dies als »Neuro-Marketing« bezeichnet. Überstimulation erzeugt Müdigkeit und Gereiztheit.

Überstimulation löst auch Überforderung und Stress aus. Das spüren Sie daran, wenn Sie nach einem hektischen Arbeitstag am anderen Morgen wie zerschlagen aufwachen, lustlos sind und wenig Energie haben. Wenn die Überstimulation längere Zeit anhält, entstehen psychosomatische Symptome, Burn-out oder Depression. Bei Kindern zeigen sich die Folgen durch das Krankheitsbild der ADHS (Aufmerksamkeitsdefizit-Hyperaktivitätsstörung).

Neben der Überstimulierung gibt es auch die Unterstimulierung. Wenn wir keine Stimuli erhalten, fangen wir im wahrsten Sinne des Wortes an zu »verblöden«. Unterstimulierung oder Unterforderung kann ebenfalls zu Erkrankungen und Depression führen.

Die Erfüllung von psychischen Grundbedürfnissen

Felix P.

>> Felix P. kam wegen eines beginnenden Burn-outs in meine Praxis. Er fühlte sich an seiner Arbeitsstelle ständig überlastet und unter Zeitdruck. Felix arbeitet in einem Großraumbüro, die Gespräche und Telefonate seiner Kollegen sind eine ständige Geräuschkulisse. Auf seinem Schreibtisch stehen drei Monitore, die seine Aufmerksamkeit erfordern. Zudem muss er die eingehenden Telefonate beantworten. Felix litt unter Tinnitus, hatte schon zweimal einen Hörsturz, konnte sich nicht mehr konzentrieren und hatte Schlafstörungen. Die Symptome waren so ausgeprägt, dass Felix erst einmal eine Rehabilitationsmaßnahme erhielt, um wieder zur Ruhe zu kommen. <<

Mia R.

>> Mia R. kam in meine Praxis, weil sie ein erneutes Burn-out-Syndrom vermeiden wollte. Sie fühle sich nicht gut, ihr fehle der Sinn im Leben, sie wisse mit ihrem Leben nichts anzufangen, berichtete sie. Mia sagte mir, dass sie sich am Arbeitsplatz unterfordert fühle. Sie erledigte ihre Aufgaben rasch, hatte von einem Kollegen weitere Aufgaben übernommen und wusste nicht mehr, wie sie die restliche Arbeitszeit verbringen sollte. Ein Gespräch mit ihrem Vorgesetzten brachte keine Änderung. Mia langweilte sich und schaute oft auf die Uhr. Im Internet zu surfen war verboten. Auch private Telefonate brachten bei ihr nicht die erhoffte Zufriedenheit. Nach einem halben Jahr war Mia demotiviert, lustlos und stellte ihre Kompetenz und sich selbst infrage. Nach drei Beratungsstunden beschloss Mia, sich zu bewerben. Sie fand eine neue, gut bezahlte Stelle bei einem anderen Unternehmen und kündigte. Sie fühlte sich in dem neuen Unternehmen besser in Bezug auf die Anforderungen an ihre Arbeit. Sie hatte wieder Lust, zur Arbeit zu gehen. <<

Bei dauerhafter Unterstimulation versuchen die meisten, diesem Defizit durch hohe Stimulierung in der Freizeit entgegenzuwirken. Das ist einer der Gründe dafür, dass es heute viel Freizeitstress gibt. Hierdurch soll das Bedürfnis nach Stimulus befriedigt werden.

Schon kleine Kinder brauchen Anregung. Wenn Kinder, vor allem Säuglinge, nicht genügend davon erhalten, verkümmert ein Teil ihrer Sinne. Psychische, geistige und körperliche Krankheiten sind die Folge. Bei psychiatrischen Patienten und in Altersheimen besteht häufig ein Problem durch Unterstimulierung. Überstimulation mit zu vielen Reizen und Unterstimulation mit zu wenig Reizen müssen ausgeglichen werden. Wie bei fast allem ist die Dosis wichtig.

Zuwendung und Anerkennung

Das Bedürfnis nach Zuwendung und Anerkennung (Strokes) gibt es, seit es Menschen auf dieser Welt gibt. Jeder hat das Bedürfnis, dies von anderen zu erhalten. Vor allem möchten Sie hören, dass es gut ist, so wie Sie sind. »Bleib so, wie du bist«, wird Ihnen hoffentlich öfter gesagt. Nehmen Sie es als Kompliment an! Ihr Gegenüber mag Sie und Sie gehören zur Gemeinschaft, was wiederum ebenso Ihr Bedürfnis nach Zugehörigkeit und Stimmigkeit erfüllt.

Anerkennung und Zuwendung kann mit Worten (verbal) oder ohne Worte (nonverbal) gegeben und erhalten werden. Zuwendung kann man bedingt oder bedingungslos erhalten oder auch bedingt oder bedingungslos geben.

Ein Beispiel für eine bedingte positive Zuwendung: Das Ehepaar Müller sitzt beim Frühstück. Herr Müller sagt zu seiner Frau: »Wie schön, dass du schon Kaffee gekocht hast.« Herr Müller zollt seiner Frau Anerkennung dafür, dass sie Kaffee gekocht hat. Also dafür, dass sie etwas für ihn getan hat.

Ein Beispiel für eine bedingte negative Zuwendung: »Hanne, das Ei ist wieder zu hart.« Immerhin spricht er sie an, was sie auch als Zuwendung empfindet.

Eine bedingungslose positive Zuwendung wäre zum Beispiel der Satz von Frau Müller zu ihrem Mann: »Schön, dass es dich gibt!«

Diese bedingten und bedingungslosen Zuwendungen können, wie beschrieben, auch nonverbal gegeben werden. Ein aufmunternder oder ein kritischer Blick sagen manchmal mehr als tausend Worte. Auf diese Art der nonverbalen Kommunikation reagieren wir unbewusst, z. B. mit Freude, Rückzug oder körperlichen Symptomen, je nachdem ob die Zuwendung positiv oder negativ ist.

Mittlerweile ist bekannt, dass mangelnde oder fehlende Anerkennung krank machen kann. Ungenügende Anerkennung und Zuwendung kann auch eine Depression zur Folge haben. Das Bedürfnis nach Zuwendung wird dann durch Kranksein kompensiert. Wenn Sie krank sind und sich jemand um Sie kümmert, ist Ihr Bedürfnis nach Zuwendung erst einmal befriedigt. Sicherlich ist das dauerhaft keine gute Lösung.

Mangelnde, fehlende Anerkennung kann sich weiterhin dadurch zeigen, dass sich jemand auffällig verhält. Bei Kindern und Erwachsenen wird zwischen selbstschädigendem und fremdschädigendem Verhalten differenziert. Ein Kind lutscht am Daumen, schreit den ganzen Tag oder reißt sich die Haare aus. Das sind Beispiele für auffälliges selbstschädigendes Verhalten. Fremdschädigendes Verhalten liegt vor, wenn Kinder oder Erwachsene Gegenstände zerstören, sich aggressiv verhalten, bis hin zu Messerattacken oder Mord und Totschlag. Bei Verhaltensauffälligkeiten erhalten die Menschen negative Zuwendung für das, was sie Negatives tun. So paradox es klingt, diese negative Zuwendung kann Krankheiten verhindern. Denn selbst negative Zuwendung ist besser als gar keine Zuwendung! Gar keine Zuwendung zu erhalten bedeutet, ignoriert zu werden, und das wird als schlimmste Strafe empfunden. So erleben Sie es, wenn Ihre Kollegin aufgrund eines Streites tagelang nicht mehr mit Ihnen spricht.

Zusammenfassend nochmals die verschiedenen Arten von Zuwendung:
- Körperliche positive Zuwendung: dazu zählen gestreichelt oder umarmt werden.
- Körperliche negative Zuwendung: dazu zählen alle Körperverletzungen wie Ohrfeigen oder Boxhiebe.
- Positive verbale Zuwendung: »Schön, dass Sie noch kommen.«
- Positive nonverbale Zuwendung: Mit der Hand winken oder einen aufmunternden Blick schenken. Diese Art von Zuwendung wird als angenehm erlebt und Menschen fühlen sich hierdurch angenommen.
- Negative verbale Zuwendung: »Kommen Sie endlich, es wird Zeit.«
- Negative nonverbale Zuwendung: Das Gegenüber nicht grüßen oder herablassend anschauen. Obwohl diese Interaktionen als unangenehm erlebt werden, befriedigen sie dennoch das Bedürfnis nach Zuwendung.

- Positiv bedingungslose Zuwendung: Diese Art von Zuwendung spricht unsere Existenz an und stellt keine Bedingungen. Ein Beispiel für bedingungslose Zuwendung: »Schön, dass es dich gibt. Ich mag dich.«
- Positiv bedingte Zuwendung: Diese Zuwendung zielt auf das Verhalten, ist an Bedingungen geknüpft. Beispiele hierfür: »Das hast du wirklich gut gemacht«, »So habe ich dich wirklich gern«, »Fein, dass du mein Buch liest«.
- Negativ bedingungslose Zuwendung: Diese Art von negativer Zuwendung spricht dem Menschen das Recht auf sein Dasein ab und wirkt sich schädigend aus. Sätze wie »Wärst du doch nie geboren worden«, »Ich kann dich nicht leiden« oder »Ich hasse dich«, »Du bist ein Idiot« sind beispielhaft.
- Negativ bedingte Zuwendung: Hier sind jegliche Formen der Kritik an einem bestimmten Verhalten zu nennen. Eine negativ bedingte Zuwendung kann unter Umständen konstruktiv sein. Beispiel: »Ich finde es unmöglich, dass du dich wieder nicht an unsere Verabredung hältst.« Solche Sätze sind manchmal in der Erziehung und in der Pädagogik notwendig.
- Unechte Zuwendung: Die unechte oder unehrliche Zuwendung kann positiv beginnen, aber einen negativen Ausgang haben. Beispiele finden sich auf jeder Party: »Du hast einen schönen Anzug an, ist der gebraucht gekauft?«, »Du siehst gut aus, hat das die Kosmetikerin geschafft?«

Im menschlichen Miteinander ist die Gabe elterlicher Zuwendung eine unabdingbare Voraussetzung für ein gutes Lebensgefühl. Jegliche Art der Anerkennung und Zuwendung sollte authentisch gegeben werden, da sie sonst vom Gegenüber nicht angenommen werden kann.

Welche Art von Zuwendung gegeben und angenommen wird, ist von der einzelnen Biografie abhängig. Jeder Mensch hat unterschiedliche Muster, Zuwendung zu geben und Zuwendung anzunehmen. Wenn Sie z. B. aufgrund Ihrer früheren Erfahrungen der Meinung sind, dass Sie nur etwas wert sind, wenn Sie etwas leisten, werden Sie alles tun,

Reflexionsübung

- Wann haben Sie zuletzt jemanden gelobt, eventuell sogar den Vorgesetzten?
- Wann haben Sie zuletzt jemanden kritisiert?
- Wie haben Sie das getan? Mit Worten? Mit Ihrer Gestik? Oder mit Ihrer Mimik?
- Haben Sie jemanden bestraft, indem Sie ihn nicht mehr beachtet haben?

Die Erfüllung von psychischen Grundbedürfnissen

um Anerkennung zu bekommen, die an Bedingungen geknüpft ist. Das kann zur Folge haben, dass Sie zum »Workaholic« werden, um von Ihren Mitmenschen Wertschätzung zu erfahren.

Der eigene Umgang mit Zuwendung ist vielen gar nicht bewusst. Für das Aufrechterhalten von Gesundheit und Heilung von Krankheit ist Zuwendung äußerst wichtig.

Emma S.

>> *Bei Emma S. wurde vor zwei Jahren Brustkrebs diagnostiziert. Nachdem sie operiert worden und die Chemotherapie abgeschlossen war, beschloss sie, eine Psychotherapie zu machen. Sie wollte den Schock der Diagnose und die Folge der Operation verarbeiten und etwas für ihre Gesundheit tun. Wir erstellten gemeinsam ihr Zuwendungsprofil. Hierdurch wurde Emma bewusst, dass sie sich viel um andere kümmert und andere viel lobt (75%). Sie selbst kann Zuwendung nicht gut annehmen. Sie merkt kaum, wenn sie gelobt wird (7%). Um Zuwendung zu bitten, kommt für sie*

❖ Emmas Zuwendungs- und Anerkennungsprofil

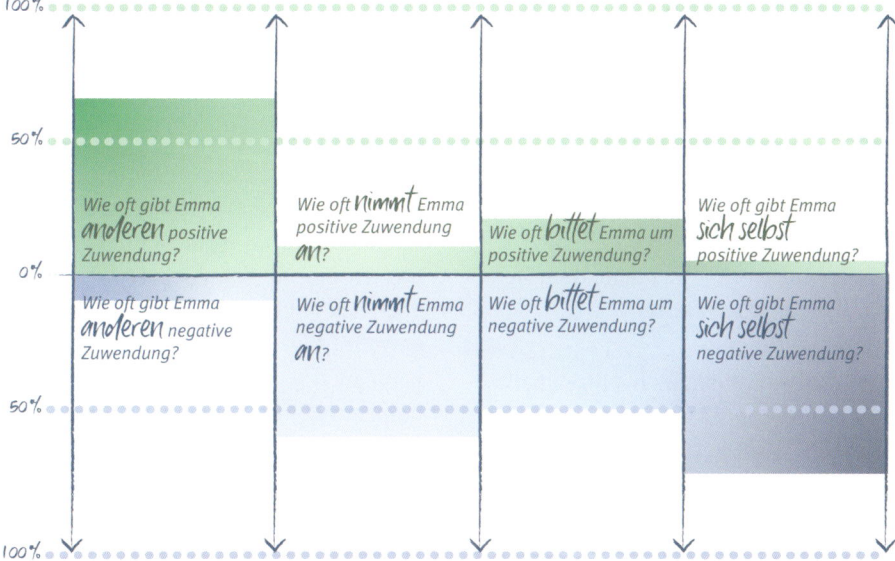

> überhaupt nicht in Frage. Dass dies eine Option sein könnte, war ihr gar nicht bewusst. Sie bat hier und da schon einmal um Lob, wenn ihr ein Essen gut gelungen war und sie ihre Familie fragte: »Schmeckt es euch?« (15%). Von Ihrer Mutter hatte sie gelernt, dass Eigenlob stinkt (3%). ◂

Füllen Sie Ihr eigenes Zuwendungsprofil (S. 69) so aus, wie Sie in Zukunft die Gewichtung vornehmen möchten. Dieses Profil können Sie dann an den Küchenschrank hängen, um sich täglich zu erinnern. All das können Sie üben und im täglichen Miteinander anwenden.

Damit Ihr persönliches Zuwendungsprofil nicht zu kompliziert wird, habe ich auf die weitere Unterteilung von bedingter, bedingungsloser, verbaler und nonverbaler sowie körperlicher Zuwendung verzichtet. Wenn Sie das genauer wissen wollen, nur zu! Sie dürfen intuitiv und flexibel sein und Ihr eigenes Profil, wie Sie es gerne möchten, erstellen. Es sieht ja keiner.

Das Gleiche können Sie jetzt für Ihren Umgang mit negativer Zuwendung erstellen oder von jemandem, dem Sie vertrauen, erstellen lassen.

Sollte es Ihnen schwergefallen sein, Ihr Zuwendungsprofil zu erstellen, so liegt dies nicht an Ihren Fähigkeiten. Wahrscheinlich haben Sie sich noch nie damit auseinandergesetzt, dass Sie Schwierigkeiten haben mit der Annahme von Lob und auch mit der Gabe von Zuwendung.

Dazu ein Beispiel von mir: Ich war vor ein paar Jahren in Neuseeland. Dort bedankt sich jeder, der mit einem öffentlichen Bus fährt, wenn er aussteigt, beim Fahrer für die Fahrt. Ich habe mich, als ich wieder in Deutschland war, nach einer Busfahrt bei Schnee und Glatteis beim Busfahrer für die sichere Fahrt bedankt. Der Busfahrer schaute mich ungläubig an und fragte: »Wollen Sie mich veräppeln?« Ich erklärte ihm, dass ich meine Anerkennung ernsthaft meinte, da die Straßenverhältnisse kritisch waren. Erst dann konnte er die Anerkennung annehmen. Gesellschaftlich sind Anerkennung und Zuwendung bei uns wenig gebräuchlich.

Ein weiteres Beispiel: Niklas wird von seinem Vorgesetzten für seine klare Präsentation in einem Meeting gelobt. Seine Antwort ist: »Das ist nicht der Rede wert. Das ist selbstverständlich. Dafür bin ich doch da«. Niklas ist wahrscheinlich nicht gewohnt, Anerkennung zu bekommen. Es kann auch sein, dass er keine Anerkennung annehmen kann, weil sich hier ein Verbot aus der Kindheit auswirkt.

Der amerikanische Transaktionsanalytiker Claude Steiner hat herausgefunden, dass Zuwendung und Anerkennung

Reflexionsübung Nr. 1

- Ich möchte Sie einladen, Ihr eigenes Zuwendungsprofil zu erstellen. Wenn Ihnen das gerade schwerfällt oder nicht bewusst ist, lassen Sie sich Zeit und denken Sie in aller Ruhe darüber nach. Sie können das Kapitel auch erst zu Ende lesen und später darauf zurückkommen.
- Möglich ist auch, dass Sie Ihr Zuwendungsprofil von jemand anderem, der Ihnen vertraut ist, einschätzen lassen. Manchmal beobachten andere Sie genauer als Sie sich selbst.
- Vielleicht fällt es Ihnen danach leichter, Ihr eigenes Zuwendungsprofil zu erstellen.

❖ Ihr eigenes Zuwendungs- und Anerkennungsprofil

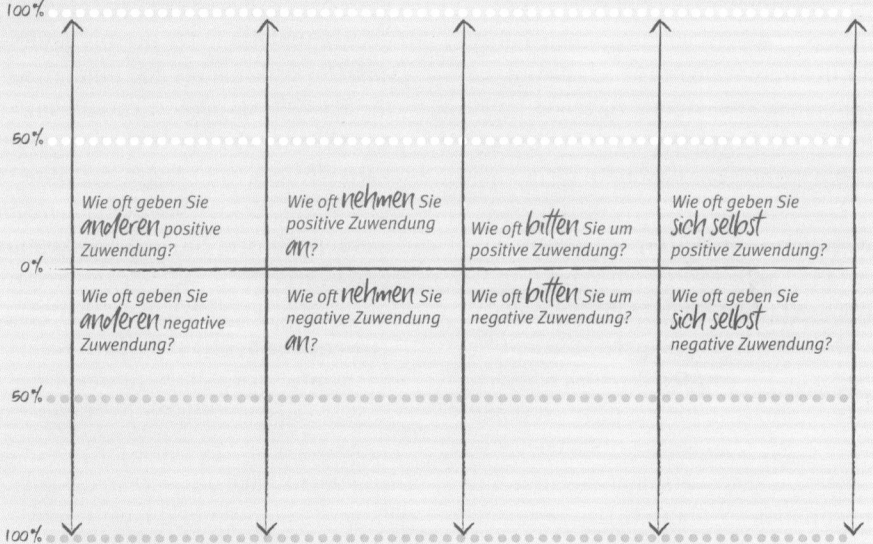

Reflexionsübung Nr. 2

- Was möchten Sie im Umgang mit Ihrer Zuwendung ändern?
- Möchten Sie lernen, mehr positive Zuwendung anzunehmen?
- Möchten Sie anderen auch einmal negative Zuwendung geben, wenn sie sich unmöglich verhalten?
- Möchten Sie sich mehr loben?

durch einschränkende Regeln, die in der Kindheit von Eltern oder anderen Autoritätspersonen aufgestellt wurden, von den Kindern nicht angenommen werden können und dies im Erwachsenenalter fortgesetzt wird. Fünf einschränkende Regeln haben sich herauskristallisiert:

- Geben Sie keine Zuwendung, auch wenn Sie das möchten: In Ihrer Kindheit haben Sie Ihre Tante Frieda gelobt. Ihre Mutter sagte darauf zu Ihnen: »Was erlaubst du dir. Du kannst doch nicht einfach jemanden loben. Du setzt dich damit über sie.« Um sich nicht blöd oder albern vorzukommen, haben Sie in Ihrem weiteren Leben darauf verzichtet, Zuwendung zu geben, da Ihnen dies früher von Ihrer Mutter verboten wurde. Das haben Sie nicht mehr in Erinnerung.
- Nehmen Sie keine Zuwendung an: Als Kind haben Sie Ihrem Vater zum Geburtstag ein schönes Bild gemalt. Der Vater hat sich überschwänglich bedankt. Die Mutter, die alles beobachtete, sagte: »Lob ihn/sie nicht so, dann wird er/sie überheblich«! Sie wiegeln Zuwendung ab, verstehen sie als Ironie oder finden sie peinlich. Das Verbot von früher (sich bei Zuwendung zu freuen) ist immer noch wirksam.
- Sie dürfen keine Zuwendung ablehnen: In Ihrer Kindheit kam Ihr Onkel zu Besuch, den Sie nicht leiden konnten. Er nahm Sie auf den Arm, herzte und küsste Sie. Sie wehrten sich dagegen. Ihre Eltern sagten Ihnen dann: »Das macht doch nichts, ist doch schön. Stell dich nicht so an. Das ist doch dein Onkel.« Bis heute schaffen Sie es nicht, Zuwendung abzulehnen. Das wird oft falsch verstanden.
- Sie dürfen nicht um Zuwendung bitten: Wenn Sie um Zuwendung bitten, wird diese ja nicht freiwillig gegeben. Deshalb, meinen Sie, ist diese Zuwendung viel weniger wert. Stimmt das wirklich?
- Geben Sie sich selber keine Zuwendung: Kennen Sie das? »Eigenlob stinkt, wir müssen das Fenster aufmachen.« Viele haben diese Aussagen früher gehört, und das wirkt sich bis heute aus. Die Reaktion bei den Kindern ist die, dass sie bis heute nicht wissen, wie sie mit Lob umgehen sollen. Eltern hatten früher wohl Angst, dass ihre Kinder eingebildet, stolz oder arrogant werden würden. Lob und Anerkennung gibt es erst, wenn Sie sich anstrengen. Auch Sätze wie »Ich habe früher keine Zuwendung bekommen, du brauchst das heute auch nicht!«, führen dazu, dass Sie sich noch mehr anstrengen.

Die kleinen Dinge des Alltags, die gut gelingen, sind nicht lobenswert, sondern »nur eine Pflichterfüllung«, »Das ist nichts Besonderes, das ist ganz normal.« In manchen Unternehmen herrscht die »nonverbale« Auffassung: »Nichts gesagt ist genug gelobt.« Lobenswert ist anscheinend nur die ganz große Leistung, am besten mit und vor Publikum. Denken Sie nur an »Deutschland sucht den Superstar« oder ähnliche TV-Sendungen.

Ich stelle fest, dass viele meiner Patienten Zuwendung und Anerkennung gar nicht wahrnehmen. Probieren Sie es aus: Loben Sie jemanden, natürlich ehrlich, und beachten Sie die Reaktion auf das Lob. Kann die Person einfach Danke sagen? Windet sie sich, wie unter Schmerzen? Oder lehnt sie Ihre Zuwendung ab durch Negieren des Lobes oder einen schnellen Themenwechsel?

Statt den früheren Einschränkungen und Verboten zu folgen, können Sie diese Regeln einfach umdrehen:
- Sie dürfen Zuwendung geben, wenn Sie das möchten!
- Sie dürfen Zuwendung annehmen und sich freuen!
- Sie dürfen um Zuwendung bitten, diese ist deswegen nicht weniger wert!
- Sie dürfen Zuwendung auch ablehnen, wenn Sie das möchten!
- Sie dürfen sich selber Zuwendung geben. Loben Sie sich!

Positive Anerkennung und Zuwendung steht uns allen unbegrenzt zur Verfügung. Sie ist kostenlos, gibt Sicherheit, hilft, das Selbstbewusstsein zu stärken, und verhindert Krankheiten. Trauen Sie sich, Zuwendung und Anerkennung zu geben, wenn Sie dies für stimmig halten. Seien Sie nicht irritiert, wenn Sie jemandem Anerkennung geben und Ihr Gegenüber nimmt die Anerkennung nicht an. Sie können jetzt erahnen, warum das so ist.

Wenn Ihre Grundbedürfnisse in der Kindheit wiederholt nicht oder nur unzureichend erfüllt wurden, bleiben sie weiterhin unerfüllt und steuern unbewusst Ihr Leben. Stellen Sie sich vor: Sie haben als Kind niemanden gehabt, auf den Sie sich verlassen konnten. Das kann zur Folge haben, dass Sie sich bis heute immer wieder unbewusst dieselbe Konstellation schaffen, in der diese Erfahrung bestätigt wird: Sie begegnen wiederholt Menschen, auf die Sie sich nicht verlassen können.

In meiner Praxis erlebe ich oft, dass wegen der verschiedenen psychischen Grundbedürfnisse Konflikte entstehen. Eine Patientin wünschte sich sehnlichst eine Beziehung, hatte aber Angst vor Nähe. Sobald die Beziehung mehr Nähe erforderte und gemeinsame Überlegungen angestellt wurden, wie z. B. zusammenzuziehen, entstand der Konflikt zwischen Bindungswunsch und Autonomie. Das trifft besonders zu, wenn frühere Bindungserfahrungen negativ waren. Die Bindungsenttäuschung war bei der Patientin in der Kindheit so gravierend, dass sie bis heute Angst vor weiteren Enttäuschungen auslöst. Infolgedessen wird Bindung vermieden.

Andererseits kann die Angst, verlassen zu werden, vorherrschen. Diese Angst bedingt eine übermäßige Anpassung in der Beziehung, die sich aber nicht stimmig anfühlt. So entsteht der Konflikt zwischen Bindung und Stimmigkeit.

Auch kann der Wunsch nach Zugehörigkeit und Identität so stark sein, dass ein Mensch sich so stark anpasst, dass er andere Grundbedürfnisse vernachlässigt. Es ist durchaus möglich, dass es eine Art Rangordnung unter den Bedürfnissen gibt. In solchen Fällen ist es wichtig, sich mit den unterschiedlich ausgeprägten Bedürfnissen auseinanderzusetzen.

Sicherlich werden im Laufe unseres Lebens viele Bedürfnisse nicht befriedigt. Diese variieren auch nach unserer Lebenssituation. Unterschiedliche Lebensphasen schaffen unter Umständen unterschiedliche Bedürfnisse. Sie haben ein großes Pflichtbewusstsein und möchten Karriere machen. Genauso stark ist aber Ihr Bedürfnis nach Entspannung oder Spaß. Dies kann zu großen Konflikten führen. Der eine ist froh, von zu Hause auszuziehen, um das Leben für sich zu gestalten. Der andere hat ein so starkes Sicherheitsbedürfnis, dass er lieber weiter zu Hause lebt.

Normalerweise schaffen es die meisten Menschen, das eigene Leben nach Ihren Grundbedürfnissen auszurichten und zu gestalten. Das schafft Vertrauen in die Fähigkeiten, mit Schwierigkeiten konstruktiv umzugehen, und stärkt unser Selbstbewusstsein und unsere Identität.

Gesund bleiben, obwohl nicht alle Bedürfnisse erfüllt sind

Als Erstes sollte Ihnen klar werden, dass nicht alle Grundbedürfnisse gleichzeitig erfüllt werden müssen und können. Ich halte es für äußerst wichtig, sich das einzugestehen, die Bedürfnisse wahrzunehmen und darüber zu sprechen. Das ist zudem auch entlastend. Sie können bei den Grundbedürfnissen zumindest zeitweise Prioritäten setzen. Erstellen Sie Ihre eigene Rangfolge!

Es wäre auch denkbar, dass es für den Menschen offenbar möglich ist, dass die psychischen Grundbedürfnisse für einen gewissen Zeitraum nicht berücksichtigt werden. Es kann sein, dass in einer Notzeit Bedürfnisse nach ausreichender Ernährung und schützendem Wohnraum so stark sind, dass alle anderen Bedürfnisse in den Hintergrund treten. Dies ist sicher bei der Kriegs- und Nachkriegsgeneration in Deutschland der Fall gewesen, und so ist es sicher auch in allen Kriegs- und Katastrophengebieten auf unserer Welt. Es werden in diesen Zeiten nur die Bedürfnisse berücksichtigt, die das Überleben sichern. Das Leben ging aber weiter und obwohl manche Menschen einen Krieg erlebt haben, haben sie trotzdem ein sehr hohes Lebensalter erreicht. Meine Großmutter hat zwei Weltkriege überlebt und hat das stolze Alter von 89 Jahren erlebt.

Sind die meisten Grundbedürfnisse erfüllt, haben wir gute Chancen, gesund zu bleiben oder unsere Gesundheit wiederzuerlangen. Sie sind in einer Entspannungssituation und der physiologische Stress wird herabgesetzt. Neurotransmitter und Hormone werden freigesetzt, wodurch Selbstheilungskräfte aktiviert werden. Sie fühlen sich wohl in Ihrer Haut, erleben Zufriedenheit, Geborgenheit und Ganzheit mit all Ihren Sinnen und in Ihrem So-Sein. Dies sind zunächst rein körperliche und physiologische Aspekte. Einige dieser Empfindungen können auch objektiv nachgewiesen werden. Mit einer Blutuntersuchung kann das Absinken der Stresshormone festgestellt werden. Bei länger andauernder Nichterfüllung der Grundbedürfnisse entsteht Unzufriedenheit oder es entwickeln sich körperliche Symptome.

Jetzt können Sie selbst herausfinden, was Ihnen dabei hilft, die psychischen Grundbedürfnisse zu erfüllen.

> **Reflexionsübung**
>
> Spüren Sie in sich hinein, was Sie persönlich brauchen oder was Ihnen fehlt, um Ihren psychischen Grundbedürfnissen gerecht zu werden. Überlegen Sie, in welchen Situationen Sie sich besonders wohlfühlen. Welches psychische Grundbedürfnis wird dabei gerade befriedigt?

Negative innere Dialoge entdecken, stoppen und verändern

Die meisten Menschen führen innere Dialoge, oft unbewusst. Diese inneren Dialoge bestimmen zum Teil mit, ob wir gesund oder krank werden, sind oder bleiben.

Haben Sie schon einmal auf Ihre »inneren Stimmen« gehört? Meistens schimpfen die inneren Stimmen uns aus. Diese inneren Stimmen oder der »innere Nörgler« entstehen früh in Ihrer Kindheit und sagen Ihnen heute immer noch, was Sie zu tun oder zu lassen haben, obwohl Sie mittlerweile längst erwachsen sind. Dies führt dann zu inneren unbewussten Konflikten. Ein Beispiel: Sie haben hoch und heilig versprochen, am Abend den Rasen zu mähen. Gerade heute Abend kommt aber das spannende WM-Fußballspiel, das sie sich gerne ansehen würden. Was machen Sie denn jetzt, um das Versprechen einzuhalten und trotzdem noch das Fußballspiel live sehen zu können? Wie wäre es mit einer klitzekleinen Erkrankung?

In der Psychologie wird diese Problematik als Konflikt bezeichnet. Was ist ein Konflikt? »Konflikt« kommt aus dem Lateinischen und bedeutet Zusammentreffen oder auch Kampf zweier unterschiedlicher Interessen. Ein Konflikt liegt immer dann vor, wenn zwei Seiten nicht vereinbar sind. Konflikte zeigen sich leider nicht immer so klar in ihrer Struktur wie in diesem Beispiel. Sie zeigen sich nicht nur im Denken oder Verhalten, sondern auch im Fühlen oder in den beschriebenen körperlichen Symptomen.

Der oben beschriebene Konflikt zeigt sich zwischen dem, was Sie tun möchten, und dem, was Sie tun müssen. Sie können diesen Konflikt lösen, indem Sie sich akut und kurzfristig eine Erkrankung zuziehen, z. B. eine Verspannung des

> **Psychosomatische Erkrankungen**
>
> Hinter vielen psychosomatischen Erkrankungen verbergen sich lang andauernde, unerkannte Konflikte. Diese müssen erkannt werden, damit Heilung möglich wird.

Rückens. Mit einem verspannten Rücken oder einem Hexenschuss kann man ja schließlich keinen Rasen mähen! Natürlich geschieht das nicht mit Ihrem vollen Bewusstsein, sondern unbewusst, damit dieser Konflikt gelöst wird. Daher löst die Krankheit Ihren Konflikt, indem eine Erkrankung es Ihnen ermöglicht, dass Sie das tun, was Sie tun möchten. All das wäre ja eine gute Lösungsmöglichkeit, doch dann kann es passieren, dass sich Ihr »innerer Nörgler« meldet und Ihnen Vorwürfe macht, weil er mit der Lösung des Konfliktes durch Krankheit nicht einverstanden ist.

Hier ist so ein typischer innerer unbewusster Dialog:

Innerer Nörgler »Wenn du etwas versprichst, wie zum Beispiel den Rasen zu mähen, dann musst du das auch halten. Mit deiner kleinen Verspannung kommst du nicht aus der Verantwortung.«

Sie »Aber ich bin doch krank. Ich kann nicht!«

Innerer Nörgler »So schlimm kann das ja nicht sein, wenn du Fußball schauen kannst. Nie bist du verlässlich. Aus dir wird nie etwas!«

Dies läuft unbewusst ab. Sie werten sich ab und machen sich Vorwürfe: »Hätte ich doch nur vorgestern gemäht.«, »Ich mache nie etwas richtig.«, »Ich entscheide mich immer falsch, ich bin zu nichts nütze.« Dadurch verstärken Sie Ihren Konflikt oder Sie beleben ihn wieder.

Ihr innerer Nörgler ist für Sie wahrscheinlich ein guter alter Bekannter. Jeder hat so einen inneren Nörgler. Er entwickelt sich ungefähr bis zum siebten Lebensjahr und hatte damals die sinnvolle Aufgabe, uns dazu zu bewegen, das zu tun, was uns die Eltern oder andere Autoritätspersonen sagten. Dies diente zuerst einmal zu unserer Sicherheit, damit wir lernten, uns in unserem Leben zurechtzufinden und unser »Überleben« zu sichern. Er sagte damals: »Hey, pass auf, das ist gefährlich.« Bei gefährlichen Situationen war das in der Kindheit die beste Überlebensstrategie. Bringen Sie ihn deshalb nicht zum Schweigen! Sie können den inneren Nörgler akzeptieren, respektieren oder ihn freundlich fragen, welchen Nutzen er heute und damals für Sie hat. Wenn er bis heute aber unaufhörlich zu Ihnen spricht, immer versucht, Sie zu korrigieren oder zu maßregeln, dann ist der »innere Nörgler« immer noch bei der alten ursprünglichen Überlebensstrategie. Sie wissen mittlerweile, wie Sie überleben können, Ihr innerer Nörgler nicht. Fangen Sie an, statt zu »überleben« zu »leben«!

Doch wie können Sie jetzt diesen Konflikt lösen, ohne dass sich der innere Nörgler einschaltet oder eine Erkrankung im Konflikt hilft? Als einmalige Lösung ist eine kleine Erkrankung, wie die Verspannung, als Konfliktlösung zu vertreten. Als Dauerlösung können Ihr Körper und Ihre Psyche mit ernsthafter Krankheit reagieren. Um aus dem Konflikt herauszukommen, ändern Sie den Umgang mit sich selbst.

Reflexionsübung

- Reden Sie mit sich selbst (führen Sie einfach Selbstgespräche)! Das ist gut und wichtig, um »Inneres« zu klären. Loben Sie sich dabei auch, um Ihr Selbstwertgefühl aufzubauen. Heute, im Handy-Zeitalter, fällt das anderen Menschen, die Sie dabei beobachten, nicht mehr auf. Es sieht aus, als führten Sie ein Telefongespräch. Also seien Sie mutig! Gehen Sie in den inneren Dialog! Damit gehen Sie in den Kontakt mit sich selbst. Statt dass Sie sich selbst beschimpfen oder mit Selbstvorwürfen überhäufen, sollten Sie dem inneren Nörgler ein Stopp-Signal übermitteln. Manchmal reicht ein harsches »Ruhe da oben!«, mutig und laut ausgesprochen!
- Lassen Sie den inneren Nörgler ruhig zeitweise nörgeln. Als Dauerlösung ist dies aber nicht zu empfehlen, da Ihr Körper und Ihre Psyche auf diese ständigen Selbstabwertungen mit ernsthafter Krankheit reagieren können.
- Stellen Sie neben den inneren Nörgler eine freundliche Person, einen »Unterstützer« oder einen weisen Ratgeber. Vielleicht erinnern Sie sich an jemanden, der Sie ermutigt hat. Geben Sie ihr oder ihm einen Namen. Schaffen Sie sich mit diesem Unterstützer eine Art »positive Selbstbeelterung«, indem Sie sich loben, Zuspruch geben oder sich Ihre Erfolge vor Augen führen. Gehen Sie in die Selbstverantwortung. Hören Sie auf, Ihrem inneren Nörgler zu glauben. Behandeln Sie sich so, wie Sie einen guten Freund behandeln würden.
- Schicken Sie Ihren inneren Nörgler einfach mal in einen längeren Urlaub.

Trauen Sie sich, dies auszuprobieren und zu üben. Sie werden merken, dass Ihr innerer Nörgler nach einer gewissen Zeit stiller wird oder sich nur noch in Stresssituationen meldet.

Die Korrektur negativer Gedanken und Vorstellungen

Auch Gedanken und Vorstellungen wirken auf unsere Gefühle und damit auf unsere Psyche und unseren Körper.

In meiner Praxis verwende ich gerne einen Test. Stellen Sie sich bitte Folgendes vor: Sie beißen in eine Hälfte einer gelben, reifen Zitrone. Schütteln Sie sich, weil die Zitrone erwartungsgemäß sauer ist? Spüren Sie, wie Ihr Speichel zunimmt? Dieser Zitronenbiss war aber nur in Ihrer Vorstellung! So schnell wirken Ihre Gedanken auf Ihren Körper. Durch unsere Vorstellung und Gedanken ist es möglich, in die physiologischen Abläufe des Körpers einzugreifen, wie das der Speichelfluss beweist. Genial!

Da das funktioniert, machen Sie einen weiteren Versuch: Sie setzen sich nach einem hektischen Arbeitstag in Ihren Lieblingssessel und stellen sich vor, dass Sie sich an Ihrem Lieblingsurlaubsort befinden. Je mehr Sie sich in diese Vorstellung hineinbegeben, umso besser reagieren Ihr Körper und Ihre Psyche auf Ihre Gedanken. Sie fangen an, sich zu entspannen! Aristoteles sagte schon: »Die Seele denkt nie ohne Bilder!«

Was passiert genau? Unsere Gedanken und Vorstellungen produzieren Bilder im Gehirn. Diese aktivieren dann das vegetative Nervensystem mit Sympathikus und Parasympathikus. Die meisten Organe werden vom Sympathikus und Parasympathikus gesteuert, wobei sich die beiden als sinnvolle Gegenspieler ergänzen. Das vegetative Nervensystem veranlasst unsere Hormondrüsen zur Ausschüttung der für die jeweilige Situation erforderlichen Hormone. Die ausgeschütteten Hormone wiederum beeinflussen unsere Gefühle und unser Verhalten. Das Verhalten beeinflusst erneut unsere Gedanken und unsere Fantasien.

Manche Menschen bekommen Angst, wenn ihr Herz stark klopft. Sie denken, sie sind herzkrank. Dann beginnt wieder ein Teufelskreis. Das innere Bild: Herzerkrankung, Krankenhaus, Herzkatheteruntersuchung und Operation entsteht mit Aktivierung der entsprechenden Hormone durch das vegetative Nervensystem. Durch unsere Gedanken, Gefühle und Vorstellungen findet ein komplexer Vorgang statt, den wir willentlich beeinflussen können.

Denken liegt in Ihrem Bewusstsein und in ihrer freien Entscheidung! Denken, Gefühle und Vorstellungen gehören zu unserem Leben dazu und stehen in Wechselwirkung miteinander. Sie haben die Wahl! Wenn Sie negativ denken und sich in Ihren Fantasien Dramen ausmalen, kann es sehr wohl sein, dass Sie sich selbst aus dem Gleichgewicht bringen und krank werden. Menschen, die sich oft schlecht fühlen, können daher auch nicht so aktiv sein wie Menschen, die sich gut fühlen. Wenn Sie wahrnehmen, dass Sie in einer Negativschleife des Denkens (Kopfkarussell, oder auch Kopfkino genannt) abgedriftet sind, sagen Sie laut: »Stopp!«

Das bedeutet nun nicht, dass Sie immer nur positiv denken müssen, sondern es bedeutet schlichtweg, dass Sie sich mit Ihren Gedanken auseinandersetzen sollten. In manchen Zitaten, Sprichwörtern oder in der Literatur wird das positive Denken als das »Allheilmittel« propagiert. Ganz so stimmt das nicht. Positives Denken ist wunderbar und führt zum gesunden Optimismus. Die Gefahr des immer nur positiven Denkens besteht darin, dass alle negativen Gedanken unterdrückt oder verdrängt werden, wodurch es in den meisten Fällen schlimmer wird. Dadurch können Gefahrensituationen nicht mehr realistisch eingeschätzt werden. Zudem sollten Sie auch hier auf Ihren inneren Kritiker achten, der Sie bewertet, weil Sie ja »wieder negative Gedanken« haben. Stellen Sie sich Ihren weisen Ratgeber an die Seite, und schauen Sie sich das Problem, die Krankheit oder die Schwierigkeit mit Ihrem Erwachsenen-Ich an. Damit verhindern Sie Selbstüberschätzung, Überforderung sowie unrealistische Einschätzungen und beenden damit das Kopfkino.

Jetzt zu den eigenen Vorstellungen: Es ist wirklich erstaunlich, was Menschen vollbringen können, wenn sie sich etwas positiv vorstellen. Diese Vorstellung wird

Reflexionsübung

Wenn Sie sich das nächste Mal schlecht fühlen, überprüfen Sie, was Sie kurz vorher über sich, über andere oder über eine unangenehme Situation gedacht haben!

Die Korrektur negativer Gedanken und Vorstellungen

auch Imagination genannt. Hier seien nur die vielen Beispiele von Sportlern erwähnt, die sagen, dass 90% ihres Erfolges vom mentalen und nicht vom körperlichen Training stammen.

Pierre Franckh und Bruce Lipton beschreiben, dass durch reine Vorstellungskraft neue Erfahrungen im Gehirn abspeichert werden, und zwar so, als sei dies in Wirklichkeit erlebt worden. Dafür sind die Spiegelneuronen in unserem Gehirn verantwortlich. Die Körperreaktionen bei dem vorgestellten Erlebnis sind identisch mit den Körperreaktionen des wirklichen Erlebens: Anspannung der Muskulatur, Pulsbeschleunigung und Beschleunigung des Atems. Das bedeutet, dass unser Gehirn nicht unterscheiden kann zwischen dem, was wirklich stattfand, und dem was nur in der Vorstellung bzw. Fantasie stattfand. Visualisierungsprogramme, auch Mentaltraining genannt, werden mittlerweile bei Spitzensportlern eingesetzt. Auch im künstlerischen Bereich wird Mentaltraining benutzt. Zum Beispiel erarbeiten sich bekannte Pianisten neue Konzertprogramme oft zunächst rein mental.

Die Spiegelneuronen funktionieren nicht nur positiv im Mentaltraining, sondern leider auch negativ. Die Macht Ihrer Gedanken und Vorstellungen sollten Sie daher nicht unterschätzen. Gedanken, die wir wiederholt denken, werden zu sich selbst wiederholenden Denkmustern und können sich als Körpersymptome ausdrücken.

Ein Beispiel: Ein Mitarbeiter in einem Unternehmen hat immer gedacht: »Der Chef ist zum Kotzen.« Eines Morgens musste er sich, als er das Büro betrat, übergeben. Dieses Körpersymptom entwickelte sich zu einem Ritual, sodass er sich, wenn er das Unternehmen betrat, als Erstes übergeben musste. Durch eine ärztliche Untersuchung wurde eine körperliche Erkrankung ausgeschlossen.

Nutzen Sie Ihren Willen, um negative Gedanken und Vorstellungen zu ändern! Ihre negative Fantasie mit einer verknüpften Bewertung liegt in Ihrem Unterbewusstsein. Ihr Unterbewusstsein kann nicht entscheiden, ob diese Fantasie der Realität entspricht oder nicht. Wenn Sie Ihren Willen positiv einsetzen, ist Ihr Unterbewusstsein in der Lage, zukünftig positiv auf Ihre Vorstellungen und Handlungen zu reagieren.

Am Beispiel des Mitarbeiters: Wenn der Mitarbeiter selbst bemerkt, dass er denkt, der Chef ist zum Kotzen, kann er sich stattdessen etwas Positives einfallen lassen, um diesen Kreislauf zu unterbrechen. Er kann zum Beispiel auch denken: Der Chef hat aber gute Führungseigenschaften. Wenn er aber keinerlei positive Gedanken und Einstellungen bei sich erzeugen kann, sollte er sogar einen Stellenwechsel in Betracht ziehen.

Deshalb muss deutlich gesagt werden: Wenn wir negative Gedanken und Vorstellungen oft und regelmäßig, auch unbewusst, einsetzen, wirkt es sich ebenfalls wie ein Mentaltraining aus, leider dann mit negativen Folgen. Es entwickeln sich körperliche Symptome (wiederholendes Erbrechen) bis hin zu schweren Erkrankungen.

Weitere Beispiele und Forschungsergebnisse zu der Kraft unserer Gedanken und Vorstellungen:
- Durch zahlreiche medizinische Studien ist erwiesen, dass in der Schmerzbehandlung die Gabe von Placebos annähernd so wirksam ist wie die Gabe von Morphium.
- Bei durchgeführten Scheinoperationen am Kniegelenk war das Ergebnis nach den kleinen Hautschnitten am Knie, wo nur die Haut verletzt wurde und Gelenkspülungen vorgetäuscht wurden, genauso effektiv wie bei den »richtigen« Kniegelenkoperationen.
- Dr. Lissa Rankin schreibt in ihrem Buch »Mind over Medicine«: »Nach der Gabe von Placebos wachsen kahlköpfigen Männern Haare, Blutdruckwerte sinken, Warzen verschwinden, überschüssige Magensäure wird reduziert. (…) Bei Parkinson-Patienten steigen Dopaminwerte im Gehirn.[6]«

Daher ist davon auszugehen, dass Heilung über die Vorstellungskraft (mit Placebo) genauso möglich ist wie durch die Gabe eines Medikaments oder die Durchführung einer Operation.

Rankin schreibt auch, dass die Wirksamkeit mit einer positiven Erwartungshaltung und einer fürsorglichen Zuwendung von Klinikärzten gekoppelt ist und dadurch Heilung von körperlichen Symptomen bewirken kann. Wichtig ist dabei, dass die Klinikärzte die Placebos mit Überzeugung verabreichen. Nur dann haben sie eine hohe Wirksamkeit. Ist ein Arzt von seiner Behandlung nicht überzeugt, sind Sie es als Patient auch nicht.

Wenn dies so wirksam ist, dann müsste auch das Gegenteil der Fall sein: Eine negative Erwartungshaltung und eine negative Überzeugung zum Krankheits-/Therapieverlauf wirken sich schädlich auf den Körper aus. Gedanken wie »Das bringt sowieso alles nichts«, gekoppelt mit hektischen Krankenschwestern, lieblosen Ärzten oder Pflegern, verlangsamen oder verunmöglichen den Heilungsverlauf. Dies wird als Nocebo-Effekt (lat. »nocere« = »schaden«) bezeichnet.

Das bedeutet, dass Sie sich auch mit negativen Vorstellungen krank machen können. Damit haben Sie eine gute und eine schlechte Nachricht. Hier gilt es wieder einmal, sich der eigenen Vorstellungen und Einstellungen bewusst zu werden. Auch das ist Achtsamkeit.

Der deutsche Motivationstrainer Pierre Franckh sagt, dass es stets die Kraft der menschlichen Überzeugungen ist, die uns zu dem werden lässt, woran wir glauben.

Reflexionsübung

Formulieren Sie Ihren Wunsch nach Gesundheit in einem ganz bestimmten Bereich, z. B. die schon langanhaltende Nasennebenhöhlenentzündung, Verspannungen oder Ähnliches.

- Nehmen Sie sich Zeit und sorgen Sie für Ruhe.
- Suchen Sie sich einen gemütlichen Platz, wo Sie ungestört sind.
- Visualisieren Sie den problematischen Körperbereich möglichst genau.
- Stellen Sie sich die Nasennebenhöhlen mit rosiger, glatter Schleimhaut vor, die Muskeln in dem verspannten Bereich völlig gelöst!
- Wenn Sie Schwierigkeiten mit der Vorstellung des problematischen Körperbereichs haben, nehmen Sie ein Anatomiebuch zur Hand oder Sie schauen im Internet nach.
- Wiederholen Sie diese heilende Vorstellung 2–3 Wochen lang täglich 15–30 Minuten.

Die Ich-Zustände in der Transaktionsanalyse

Die Ich-Zustände sind ein Konzept, das uns hilft, innere und äußere Vorgänge zu beschreiben und zu verstehen.

Innere Vorgänge sind z. B. innere Dialoge, Gefühle und Denkweisen. Äußere Vorgänge sind Verhaltensmuster, Kommunikation und Interaktionen zwischen uns Menschen.

Das Wissen um die Ich-Zustände kann Antworten auf interessante Fragen geben:

- Wieso bin ich so geworden wie ich bin?
- Warum reagiere und verhalte ich mich so und nicht anders?
- Wie kann ich situationsgerecht handeln?
- Wie kann ich eine gute Kommunikation führen?

Ich-Zustände lassen sich anschaulich unterteilen in Kind-Ich, Erwachsenen-Ich und Eltern-Ich.

Das folgende Ich-Zustandsmodell (siehe S. 84), das sich auf unsere inneren Vorgänge bezieht, beschreibt die verschiedenen Aspekte unserer Persönlichkeit und wird deshalb auch das Persönlichkeitsmodell genannt.

In unserem Kind-Ich sind alle unsere früheren Erfahrungen mit Denken, Handeln und Fühlen entsprechend unserem damaligen kindlichen Alter abgespeichert. Die Inhalte des Kind-Ich sind unsere eigenen, selbst erlebten Erfahrungen. Wenn Ihr Chef Sie harsch kritisiert, kann es sein, dass Sie sich plötzlich fühlen wie das kleine vierjährige Mädchen, als es vom Vater ausgeschimpft wurde. Durch die Kritik des Chefs in der Gegenwart werden Ihre kindlichen Erfahrungen angestoßen und wieder erlebt. Sie reagieren quasi wie früher und fühlen die gleichen Emotionen wie früher!

Im Erwachsenen-Ich denken, fühlen und verhalten wir uns in der Gegenwart und gehen mit einer Situation auf angemessene Art und Weise um. Unser Erwachsenen-Ich haben wir selbst entwickelt. Das Erwachsenen-Ich zeichnet sich durch Reflexion, vorurteilsfreies Denken, Objektivität und Wahrnehmen im Hier und Jetzt aus. Wenn Sie jemand ausschimpft und Sie fragen: »Was ist das Problem?«, reagieren Sie aus dem Erwachsenen-Ich. Die Gefühle, die wir erleben wie Liebe, Trauer oder Unsicherheit, Angst oder Schmerz sind passend und der jeweiligen Situation angemessen.

Eric Berne sagt, dass jeder Mensch, unabhängig vom Lebensalter, immer seine Eltern in sich trägt. Wenn wir denken, fühlen und uns verhalten wie unsere Eltern oder andere wichtige Bezugspersonen, sind in unserem Eltern-Ich diese Bezugspersonen aus der Vergangenheit aktiviert. Kennen Sie das? Sie verhalten sich, z. B. in der Kindererziehung so, wie sich Ihre Mutter verhalten hat. Sie denken dann: »Oje, das wollte ich doch nie!« In der Psychologie sprechen wir von Anteilen unserer Eltern, die wir verinnerlicht und übernommen haben. Sie werden auch Introjekte genannt. Introjektion bedeutet, dass wir Persönlichkeitsanteile wichtiger Bezugspersonen, wie Mutter, Vater, älterer Geschwister oder Großeltern, in unser Eltern-Ich mit hineingenommen haben. In der Regel ist uns dies jedoch anfangs nicht bewusst. Im oben genannten Beispiel ist ein entsprechender Anteil Ihrer Mutter aktiviert worden und das haben Sie dann später wahrgenommen.

Das Erwachsenen-Ich prüft die Situation, hört, was das Eltern-Ich sagt, und spürt nach, wie das Kind-Ich reagiert. Das Erwachsenen-Ich trifft dann eine Entscheidung. Alle diese drei Ich-Zustände können schnell und beliebig wechseln. Eine ausgewogene Persönlichkeit kann zwischen den drei Ich-Zuständen je nach Situation frei entscheiden.

Viele Patienten kommen mit dem Wunsch, ihr »Inneres Kind« zu entwickeln, wie dies auch in vielen Büchern empfohlen wird. Ich halte das nicht immer für sinnvoll, denn die Arbeit mit dem »Inneren Kind« setzt ein gut ausgebildetes Erwachsenen-Ich voraus. Inhalte des Kind-Ich können das Erwachsenen-Ich quasi »überschwemmen«. Deshalb muss das Erwachsenen-Ich als Erstes gestärkt werden, damit wir überhaupt mit dem Inneren Kind arbeiten können.

Wichtig ist die der Situation angemessene freie Verfügbarkeit aller Ich-Zustände. Ein Beispiel: In einer wichtigen Besprechung ist es nicht sinnvoll, zu pfeifen und zu singen. Eine Politikerin hat vor einiger Zeit in einer Bundestagsdebatte ein Lied von Pippi Langstrumpf gesungen. Diese Einlage war der Situation nicht angemessen und wirkte ziemlich befremdlich. Mit Sicherheit hätte dies anders gewirkt, wenn diese Politikerin mit ihrem Erwachsenen-Ich die Kritik folgendermaßen geäußert hätte: »Sie konstruieren Ihre eigene Wirklichkeit, wie in dem Lied von Pippi Langstrumpf.«

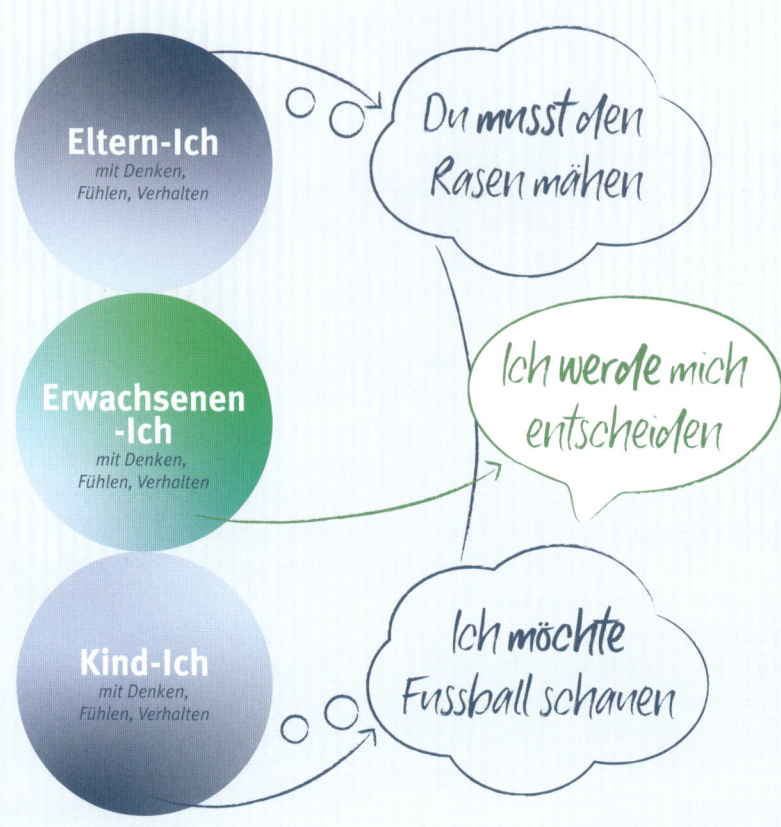

⬆ Der Konflikt zwischen dem Eltern-Ich »Müssen« und dem Kind-Ich »Möchten«.

Das heißt, dass Aktionen aus dem Inneren-Kind-Ich unangemessen ausfallen können, wenn eine realistische Einschätzung und Überprüfung der Situation aus dem Erwachsenen-Ich nicht vorgenommen wird.

Eine weitere Möglichkeit, die Ich-Zustände zu beschreiben, ist das Verhaltensmodell, auch Funktionsmodell genannt.

Es beschreibt beobachtbares Verhalten. Verhalten kann verbal oder nonverbal, durch Mimik oder Gestik ausgedrückt werden. In der Funktion zeigt sich Ihr Verhalten elterngemäß (erzieherisch, ermutigend oder aufbauend), erwachsenengemäß (der Situation angemessen) oder kindgemäß (leicht und lustvoll oder angepasst). Mit welchem Verhalten zeigen Sie sich der Welt?

Die Funktion eines Ich-Zustands in diesem Modell hat immer einen Bezug zu Ihren Mitmenschen. Daher werden mit dem Funktionsmodell unter anderem zwischenmenschliche förderliche und hinderliche Kommunikation und »psychologische Spiele« erklärt. Mithilfe des Funktionsmodells können Sie beobachten, aus welchem Ich-Zustand Sie oder Ihr Gegenüber agieren.

Das Kind-Ich und das Eltern-Ich haben im Funktionsmodell weitere Unterteilungen. Das Kind-Ich kann sich angepasst, überangepasst, rebellisch oder frei verhalten, jeweils positiv und negativ.

Das Kind-Ich wird wie folgt unterteilt:
- Das positiv angepasste Kind-Ich verhält sich situationsgerecht, angemessen und befolgt Regeln. Die Ampel ist rot, es bleibt stehen und wartet die grüne Ampel ab. Kompromisse kann es gut eingehen und es nimmt Rücksicht auf andere.
- Das negativ angepasste Kind-Ich zeigt sich in Überanpassung, indem es zu allem Ja und Amen sagt. Das Verhalten ist folgsam, es wird nach Zeichen der Zustimmung und Zuwendung gesucht. Das überangepasste Kind tut alles, um gelobt zu werden. Die Wichtigkeit anderer wird überschätzt, oft werden Dinge nicht hinterfragt, sondern erraten. Worte wie »Ich versuche« (um sich die Möglichkeit offenzuhalten, doch etwas anderes oder gar nichts zu tun) statt »Ich tue« werden häufig benutzt.
- Das rebellische Kind-Ich ist ebenfalls von den Forderungen und Wünschen anderer abhängig. Wenn wir uns rebellisch verhalten, tun wir meistens genau das Gegenteil dessen, was von uns verlangt wird. Im Grunde genommen handelt es sich beim rebellischen Kind-Ich um den gleichen Zustand wie beim überangepassten Kind-Ich. Das rebellische Kind zeigt trotziges Verhalten, wird gegen jegliche Autorität rebellieren und Nein sagen. Zwang führt zu Trotz. Die Verhaltensweisen des negativ angepassten Kind-Ich und des rebellischen Kind-Ich sind negative Anpassungen. Kurz gesagt, das überangepasste Kind-Ich sagt zu allem Ja, das rebellische Kind-Ich zu allem Nein.
- Das freie Kind-Ich zeigt sich energiereich, lustvoll, mit Bedürfnissen, voller Unbekümmertheit und spontanen Wünschen wie »Komm, ich habe Lust, schwimmen zu gehen!«.
- Eine extreme Variante des negativen freien Kind-Ich wäre z. B. der kleine Tyrann oder der kleine Narzissus. Sein Verhalten bezieht sich nur auf sich selbst, es wirkt wie ein Bühnenauftritt. Laufende Gespräche werden ohne Rücksicht auf andere unterbrochen. Das Verhalten wirkt häufig egoistisch. Die extreme Variante des freien Kind-Ich löst sich von der Realität und konstruiert sich eine Fantasiewelt, findet die Notwendigkeiten des Alltags spießig und weist Ansprüche anderer von sich. Viele dieser Merkmale sind in der Figur der Pippi Langstrumpf vereinigt: »Ich mach' mir die Welt, widdewidde wie sie mir gefällt ...«

Das Erwachsenen-Ich führt eine angemessene, sachliche, wohlüberlegte sowie respektvolle Kommunikation. Es wird in diesem Modell nicht weiter unterteilt.

Das Eltern-Ich wird unterteilt in ein kritisches Eltern-Ich und ein fürsorgliches, unterstützendes Eltern-Ich (jeweils positiv oder negativ).

- Das positiv kritische Eltern-Ich zeigt sich in konstruktiver Kritik, übernimmt Verantwortung, gibt Anweisungen oder setzt klare Grenzen – »Stopp, bleib sofort stehen, die Ampel ist rot!« – und sorgt damit auch für Schutz.
- Das negativ kritische Eltern-Ich bezieht sich auf Gebote, Verbote, Normen, Regeln und sämtliche Vorurteile: »Kartoffeln schneidet man nicht mit dem Messer, das habe ich dir schon tausend Mal gesagt!« Solche Sätze sind für das negativ kritische Eltern-Ich typisch. Auch der innere Nörgler, der sich dann meist abwertend und entmutigend verhält, ist beim negativ kritischen Eltern-Ich einzuordnen. Vielleicht kennen Sie noch »Ein Herz und eine Seele«, in der die Hauptfigur Alfred Tetzlaff oft aus dem kritischen Eltern-Ich agiert. So bezeichnet Tetzlaff seine Frau oft als »dusselige Kuh«.
- Das positiv fürsorgliche Eltern-Ich zeigt menschliche Wärme, Hilfe, Ermutigung, Trost. Es gibt Unterstützung, Schutz, Geborgenheit und Anleitung, ist fördernd, wohlwollend und gibt Erlaubnisse: »Du darfst dir Zeit nehmen«, oder: »Sorge für dich.«
- Das negativ fürsorgliche Eltern-Ich ist entmutigend und zeigt sich durch Überfürsorglichkeit aus. Kinder werden »durch Liebe erstickt«. In dem schon erwähnten Beispiel von Loriot ist der Cartoon »Hermann und Frau« für ein negativ fürsorgliches Eltern-Ich typisch: Hermann sitzt im Sessel und möchte »einfach sein«. Seine Frau möchte ihn zu gesunden Aktivitäten bringen: »Es könnte ja nicht schaden, wenn du mal etwas spazieren gehen würdest. Ich hole dir jetzt deinen Mantel.« Hermann: »Ich möchte nur sitzen.« Dieser Dialog wiederholt sich mehrfach und ist ein klassisches Beispiel für Überfürsorglichkeit von Hermanns Frau. Schauen Sie sich diese Szene einmal unter dem Aspekt der Ich-Zustände an.

Zur weiteren Veranschaulichung finden Sie in der Abbildung die Funktionen der Ich-Zustände.

Reflexionsübung

Betrachten Sie noch einmal den Dialog mit dem inneren Nörgler. Der innere Nörgler spricht meistens aus dem negativ kritischen Eltern-Ich. Können Sie sich vorstellen, das fürsorgliche Eltern-Ich oder das freie Kind-Ich zu befragen? Was würde er dann zu Ihnen sagen?

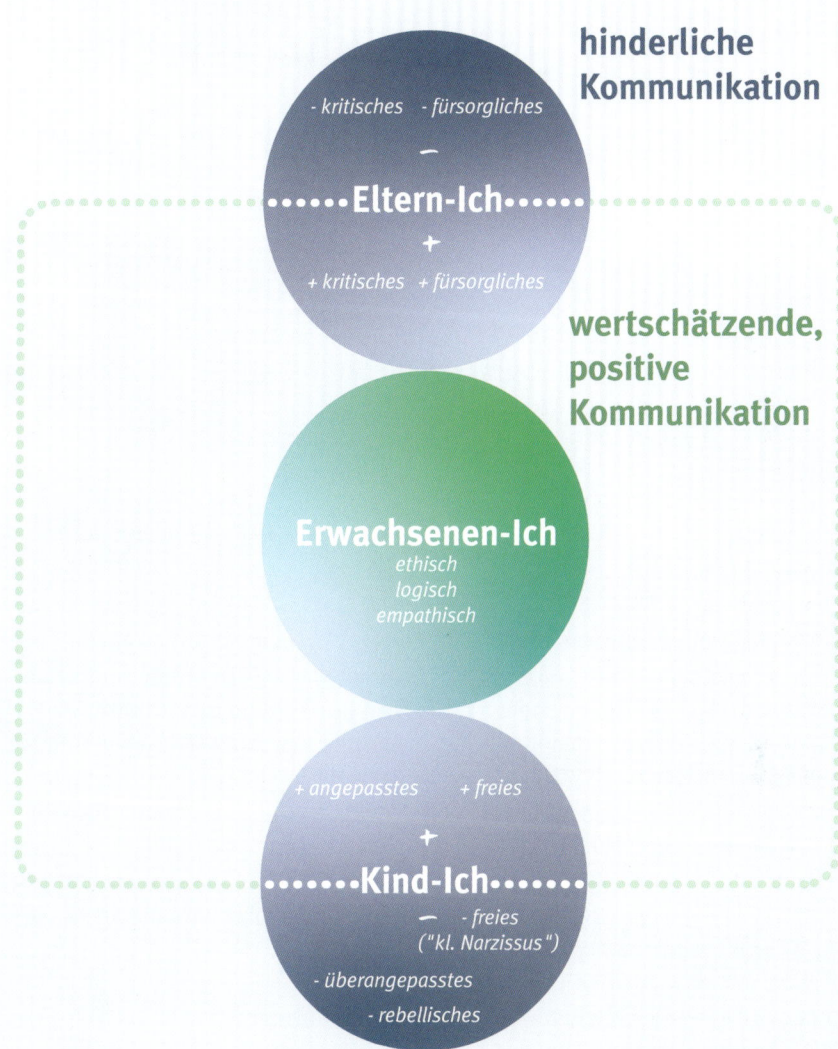

△ Modell (von Gabriele Frohme abgewandelt) nach: Kahler, T. with Caspers, H. The miniscript. Transactional Analysis Journal, 1974, 4 (1).

Die Befreiung von negativen Suggestionen

Suggestionen sind Teil unseres Alltags. Sie werden unbewusst wahrgenommen. Es gibt aber auch die Autosuggestion, die uns bei Krankheit helfen kann.

Was meint denn der Begriff »Suggestion«? Er bezeichnet die manipulative Beeinflussung einer Vorstellung oder Empfindung, ohne dass die »Manipulation« wahrgenommen wird. Die Psychologie versteht unter Suggestion eine Beeinflussungsform von Fühlen, Denken und Handeln.

Schon als Kinder sind wir Suggestionen ausgesetzt: »Wenn du deinen Teller nicht leer isst, wird es morgen regnen.« Wie bei fast allem kommt es auch bei der Suggestion darauf an, ob diese positiv oder negativ eingesetzt wird. Es wird zwischen Auto- (also Selbstsuggestion) und Fremdsuggestion unterschieden. Die Autosuggestion, die wir uns selbst geben, wird in einigen psychotherapeutischen Methoden wie Hypnose oder dem Autogenen Training für unsere Heilung angewandt, da sie in unserem Unterbewusstsein ihre Wirkungsweise entfaltet. Zum Beispiel suggeriert Autogenes Training Schwere- und Wärmegefühle im Körper, wodurch eine Entspannung entsteht. Hypnose lässt Bilder und Handlungen in tieferen Bewusstseinsebenen entstehen. Diese Bildabfolge wird therapeutisch begleitet.

Die Fremdsuggestion ist auch eine manipulative Beeinflussung, wird allerdings von außen eingesetzt und vom Bewusstsein wenig wahrgenommen. Beispiele finden sich genügend in der Werbung. Die Ernährungsmittelindustrie suggeriert Eltern: »Wenn eure Kinder zwei von diesen Bonbons essen, bekommen Sie genug Vitamin C pro Tag und bleiben gesund.« Die Werbung suggeriert damit einen Mangel an Vitalstoffen, der nur durch Nahrungsergänzungsprodukte aufgefüllt werden kann: Essen von zwei Bonbons macht gesund. Die Pharmaindustrie suggeriert, dass durch Einreiben eines schmerzenden Gelenkes volle Leistungsfähigkeit wiederhergestellt werden kann.

Niemand kann sich gegen diese Suggestionen wehren, es sei denn, Sie fördern Ihre Achtsamkeit und Wahrnehmung. Bitte hören Sie in sich hinein, ob Sie all das wirklich brauchen und glauben können. Reflektieren und fühlen Sie dies ruhig einmal mit Ihrem Erwachsenen-Ich.

Stärkere Suggestionen, die sogar fast schädlich sind, können durch Diagnosen entstehen. Die meisten Menschen schauen nach Diagnosestellung erst einmal im Internet nach. Was habe ich für eine Krankheit? Woher kommt sie? Wie lange dauert sie? Was sind die Folgen? Damit können Sie sich richtig verrückt machen! Zudem wird meist dabei vergessen, dass es sich immer um statistische Aussagen handelt, die den Einzelnen nicht unbedingt betreffen müssen!

Auch Röntgenbilder, eine Computertomografie oder eine Magnetresonanztomografie können Suggestionen bewirken. Dabei sind bildgebende Verfahren immer individuell zu betrachten. Sie liefern verschiedene Aspekte einer Realität und sollten zusammen mit einem Fachmann interpretiert werden. Dies ist zu vergleichen mit einer Pyramide. Wenn man davorsteht, sieht man nur eine oder zwei Seiten, aber niemals die gesamte Pyramide.

Bei einem Patienten kann sich ein Röntgenbild, das eine Arthrose zeigt, im Bewusstsein festsetzen und die Suggestion auslösen, dass er mit der Arthrose nie mehr schmerzfrei sein kann. Dies ist aber auch nur die eine Seite der Pyramide. Wie erklärt sich, dass manche Menschen mit einer schweren Arthrose gar keine Beschwerden haben und andere wiederum starke Schmerzen? Alles Suggestion oder auch Einstellungs- und Vorstellungssache?

Wenn Ihnen ein Arzt erklärt: »Wenn Sie dieses Blutdruckmedikament nicht nehmen, werden Sie einen Schlaganfall oder Herzinfarkt bekommen«, dann wird hier eine angstmachende Suggestion gesetzt und Ihre freie, eigene Entscheidung unmöglich gemacht. Am stärksten wirkt sich eine Suggestion negativ aus, wenn ein Patient von seinem Arzt hört: »Sie haben Krebs und werden ungefähr noch ein Jahr leben.« Eine Prognose zu stellen, egal ob negativ oder positiv, ist immer auch eine Suggestion. Der Verlauf einer Erkrankung ist immer individuell. Das ändert auch keine Statistik. Am besten, wir hören in uns hinein und versuchen herauszufinden, was unser Lebensplan ist. Kann es wirklich sein, dass mein Leben schon bald beendet ist? Fühle ich das? Habe ich keine Pläne mehr – oder lösche ich gerade alle Pläne aus? Oder: Wenn ich nur noch ein Jahr zu leben habe, könnte ich von jetzt ab nur tun, was mir Spaß macht.

Auch die Horoskope in den Zeitschriften erzeugen Suggestionen. Und bei Wahrsagern werden häufig Aussagen über die Zukunft gemacht. Diese wirken sich ebenfalls als Suggestionen positiv oder negativ aus.

In Indien gibt es die Palmblattprophezeiungen, von denen die meisten Menschen annehmen, dass sie von einer höheren Instanz kommen. Es gibt Beispiele, in denen prophezeit wurde, dass der Fragende in zwei Jahren bei einem schweren Unfall sterben wird. Wenn dies so eintritt, werden die meisten das so interpretieren, dass diese Vorhersage der Wahrheit entsprach (und geben ihr dadurch noch mehr Macht). Sehr viel wahrscheinlicher ist aber, dass hier eine sehr starke Suggestion gesetzt wurde, die zu einer »sich selbst erfüllenden Prophezeiung« führte.

Solche Suggestionen können wahrscheinlich nur durch eine weitere hohe Instanz oder Autorität wieder aufgelöst werden.

Über Jahrzehnte wurde unserer Bevölkerung suggeriert, dass Eieressen einen hohen Cholesterinspiegel im Blut verursache. Wer mehr als zwei Eier pro Woche esse, sei stark Herzinfarkt-gefährdet. Heute wird propagiert, dass jeder so viel Eier essen darf, wie er mag. Suggestion gegen Suggestion. Fettarme Produkte werden in Massen in den Supermärkten angeboten, immer mit der Suggestion, dass Fette im Blut dadurch niedrig bleiben und Sie keinen Herzinfarkt bekommen. Fragen Sie sich selbst: Brauche ich Fett oder brauche ich kein Fett? Brauche ich Eier oder brauche ich keine? Kaufe ich Margarine oder Butter? Entscheiden Sie selbst und machen Sie sich frei von Suggestionen. Wir können uns gegen die Wirkung negativer Suggestionen wehren, indem wir auf unsere eigene innere Stimme, auf unsere Psychohygiene achten, oder, indem wir uns selbst positive Suggestionen geben. Probieren Sie es aus!

Ein gesundes Selbstwertgefühl entwickeln

Sie können jetzt anfangen, ein gesundes Selbstwertgefühl, eine gute Selbstwahrnehmung und Selbstfürsorge zu entwickeln.

Damit meine ich die körperliche und psychische Erfahrung, sich wohl zu fühlen – mit sich im Reinen und stimmig zu sein. Sie können sich selbst als wertvoll erachten, den eigenen Wert erkennen und schätzen. Aus all dem entsteht das »Selbst-Wert-Gefühl«. Ihr Selbstwertgefühl ist nicht angeboren. Die Basis des Selbstwertgefühles ist in den ersten Lebensjahren zu finden. Sie entwickeln es in diesen Jahren durch soziale Prägungen und Zuschreibungen. Prägungen sind die Folge familiärer und sozialer Beeinflussungen in der Kindheit, die auf die psychische und physische Entwicklung eines Menschen einwirken. Diese Prägungen entstehen in einem bestimmten Zeitfenster der Entwicklung und können positiv oder negativ sein. Kinder ahmen zum Beispiel ihre Eltern nach, wie sie essen, welche Meinungen sie haben und welche Körperhaltung sie einnehmen. Beispielsweise übernehmen Mädchen die Auffassung, dass sie für den Haushalt und die Kinder zuständig sind, wenn sie dies bei der Mutter so erlebt haben. Jungen fühlen sich zuständig für Reparaturen und den Müll. Ein Mädchen hört beispielsweise von den Eltern: »Du musst abtrocknen, weil du ein Mädchen bist. Dein Bruder braucht das nicht. Er ist ein Junge.«

Zuschreibungen können ebenfalls positiv und negativ sein: »Die Kleine ist aber süß, hässlich, zu klein, zu groß, zu dick, zu dünn.« Hierdurch entwickeln Sie zunächst einmal ein Bild von sich selbst, Ihr Selbstbild. Ob dies positiv oder negativ ausfällt, hängt von der Art der Zuschreibungen ab. In Ihrem Selbstbild sind objektive Eigenschaften verankert wie »Ich habe braune Haare und braune Augen« und subjektive Eigenschaften wie »Ich bin dumm, ich bin dick, ich bin klug«. Ihr Selbstbild ist also das Bild des Selbst, das Sie sich von sich selbst machen, und steuert Ihr Denken, Fühlen und Verhalten. Vereinfacht können Sie Ihr Selbstbild auch Ihre Identität nennen. Ihr Selbstbild bestimmt Ihr Selbstwertgefühl. Wenn Sie Ihr Selbstbild positiv wahrnehmen, haben Sie ein gutes Selbstwertgefühl. Sie nehmen sich mit Ihren Stärken, Schwächen und Fähigkeiten an. Was Sie stört, können Sie ändern, und was Sie nicht ändern können, wird akzeptiert.

Wenn Sie Ihr Selbstbild negativ wahrnehmen, dann haben Sie logischerweise auch ein negatives Selbstwertgefühl. Eventuell hadern Sie oft mit sich, sind unzufrieden, niedergeschlagen, haben Minderwertigkeitsgefühle und wenig Selbstvertrauen; sind mehr pessimistisch als optimistisch. Zahlreiche Studien belegen, dass Menschen mit einem niedrigen Selbstwertgefühl kränker sind, unter depressiven Episoden oder Ängsten leiden.

Ihr eigenes Selbstwertgefühl kann durch folgende Faktoren instabil werden:
- frühere, nicht mehr erinnerbare Entscheidungen durch Zuschreibungen oder soziale Prägungen, die aber heute noch negativ wirken (sogenannte Skriptentscheidungen, siehe Kapitel »Das Skript«, S. 118)
- Traumata
- Unfälle
- familiäre Belastungsfaktoren
- soziale Belastungsfaktoren (Mobbing)
- länger bestehende Krankheit mit psychischen oder körperlichen Einschränkungen

Wenn Ihr Selbstwertgefühl stark erschüttert wird, droht psychische oder körperliche Krankheit. Ihr instabiles Selbstwertgefühl führt dann zu einem mangelnden Glauben an sich selbst. Folgende Merkmale zeigen sich dann:

- Sie passen sich oft an.
- Sie ordnen sich immer unter.
- Sie vermeiden Konflikte.
- Sie sind nach Kritik tagelang am Boden zerstört.

Ihre eigene Position im Leben zu vertreten, fällt Ihnen immer schwerer, sodass ein Kreislauf entsteht, aus dem es manchmal schwierig ist, allein herauszufinden. Sie sollten dann nicht zögern, professionelle Hilfe wie Beratung oder Psychotherapie in Anspruch zu nehmen. Denn: »Gewinner suchen sich Hilfe.« Das ist gute Selbstfürsorge!

Mit professioneller Hilfe können Sie ein gutes Selbstwertgefühl aufbauen. Sie entwickeln ein neues Bewusstsein Ihres Selbst und damit ein besseres Selbstbewusstsein. Es entsteht ein besseres Selbstvertrauen. Das wiederum bewirkt eine positive Einstellung zu Ihren Fähigkeiten und Kompetenzen. Sie erleben eine andere Kontaktfreudigkeit, da Sie sich nicht mehr verstecken oder anpassen müssen. Ihre soziale Kompetenz und Ihre sozialen Beziehungen festigen sich stetig.

Nachfolgend finden Sie einige Reflexionsübungen, mit denen Sie Ihr Selbstwertgefühl stärken oder auch stabilisieren können. Diese sind als eine Hilfestellung zu sehen und ersetzen nicht eine Beratung oder eine Psychotherapie.

Ihr Selbstwertgefühl zeichnet sich alles in allem dadurch aus, ob und wie Sie sich selber annehmen oder ablehnen. Ich sage meinen Patienten: »Ein Gewinner ist ein Gewinner, auch wenn er verliert« (positives Selbstwertgefühl), und: »Ein Verlierer ist ein Verlierer, auch wenn er gewinnt« (negatives Selbstwertgefühl).

Fakt ist, dass sich unser Selbstwertgefühl ein Leben lang entwickelt. Wir können selbst einiges dazu beitragen, ein negatives Selbstwertgefühl in ein positives Selbstwertgefühl umzuwandeln. Als Hilfe wirkt es sich aus, wenn im Beruf das Selbstwertgefühl von Vorgesetzten gestärkt wird. Der Begründer der amerikanischen Supermarktkette Walmart Sam Walton, sagte einmal: »Herausragende Führungspersönlichkeiten tun alles in ihrer Macht stehende, um das Selbstwertgefühl ihrer Angestellten zu stärken.« Heute passiert in großen Unternehmen leider oft genau das Gegenteil und in diesen Situationen ist es sicherlich viel schwieriger, ein positives Selbstwertgefühl zu entwickeln.

Reflexionsübung

- Schreiben Sie zehn Dinge auf, die Sie in Ihrem Leben erreicht haben.
- Übernehmen Sie Verantwortung! Eventuell neigen Sie dazu, Situationen zu vermeiden, in denen Verantwortung gefragt ist? Sie können z. B. für Ihre Familie kochen oder Sie versprechen jemandem, ihm einen Gefallen zu tun, und halten dieses Versprechen ein.
- Hinterfragen Sie, ob das alles stimmt, was Ihnen erzählt wird. Hinterfragen Sie auch, was im Fernsehen berichtet wird oder was in der Presse steht.
- Definieren Sie sich nicht nur über Ihren Beruf. Sie haben auch andere Qualitäten. Schauen Sie auf die Liste mit den zehn Dingen, die Sie gut können.
- Bleiben Sie bei sich, statt sich mit anderen zu vergleichen.
- Erkennen Sie Ihre eigenen Werte und vertreten Sie diese.

> **Reflexionsübung**
>
> Wenn Sie möchten, beantworten Sie für sich folgende Fragen:
> - Wann komme ich mir wertvoll vor, auch unabhängig von meiner Leistung?
> - Wann war ich zum letzten Mal stolz auf mich?
> - Woher beziehe ich mein Selbstwertgefühl?

Ein Bewusstsein über Ihr eigenes Selbstwertgefühl zu haben, ist somit für Ihr Leben bedeutsam. Ein gutes Selbstwertgefühl ist nicht zu verwechseln mit Arroganz, Anmaßung oder reiner Selbstbezogenheit – positiv wie negativ. Die Entwicklung oder Stärkung Ihres Selbstwertgefühls ist ein Prozess. Es ist nicht möglich, bei uns einen Schalter umzulegen. Fangen Sie an, Ihren eigenen Wert zu entdecken! Denken Sie nicht an das, was nicht geht, sondern an das, was geht und was gelingt. Dafür braucht man nicht unbedingt eine Psychotherapie, eine Beratung oder ein Coaching in Anspruch zu nehmen. Dies ist gut allein möglich, wenn Sie sich Zeit nehmen und wie beschrieben auf Ihre innere Stimme hören. Befassen Sie sich nicht mit der Vergangenheit oder mit Zukunftsprojekten, sondern werden Sie sich bewusst, was sich zurzeit in Ihnen und um Sie herum tut.

Berührungen und Bindung

Berührungen helfen uns Probleme und Schwierigkeiten besser zu überwinden. Auch die Bindung gehört zu den existenziell wichtigen Themen.

Der Kinderpsychiater René Spitz hat in den 1960er-Jahren bei Säuglingen Untersuchungen zu Berührungen durchgeführt. Er hat nachgewiesen, dass Babys bei ungenügender Berührung und Zuwendung verkümmern und krank werden. Bei ihnen entwickelt sich Hospitalismus oder Marasmus. Das sind beides schwere Erkrankungen. Durch Hospitalismus entstehen starke neurologische und psychische Veränderungen. Marasmus zeigt sich in körperlichem Abbau, wie starker Abmagerung. Einige der Säuglinge starben sogar, obwohl ihnen außer fehlender Berührung jegliche medizinische Hilfe zuteilwurde. Niemand hatte zur damaligen Zeit mit solch einem desaströsen Verlauf gerechnet, nur durch den Mangel an Zuwendung und Berührung. Man hatte fest daran geglaubt, dass man mit Medikamenten, Infusionen und künstlicher Ernährung das Überleben garantieren kann. Durch diese Ergebnisse hat sich der Umgang mit Kindern in Heimen und Krankenhäusern stark gewandelt.

Für die psychische und die motorische Entwicklung von Kindern sind Berührungen ungemein wichtig. Auch für Erwachsene sind vertrauensvolle Berührungen elementar. Sie vermitteln Geborgenheit und Sicherheit. Körperliche Nähe ist ein Grundbedürfnis, es muss von Geburt bis zum Tod berücksichtigt werden. Berührungen schaffen Kontakt, dienen der Kommunikation und transportieren Gefühle.

Virginia Satir, eine amerikanische Psychotherapeutin und eine der

bedeutendsten Familientherapeutinnen, sagte einmal Folgendes:
- Wir brauchen vier Umarmungen pro Tag zum Überleben!
- Wir brauchen acht Umarmungen pro Tag zur Erhaltung!
- Wir brauchen zwölf Umarmungen pro Tag zum Wachsen!

Vertrauensvolle Berührungen sind Balsam für den Körper, die Seele und für die Gesundheit. Massagen heben die Stimmung, Händchenhalten mit dem Partner beruhigt. Wenn wir schmusen, kuscheln oder uns streicheln, werden in unserem Gehirn Botenstoffe ausgeschüttet, die bei uns positive Emotionen auslösen. Dadurch können wir emotionale Bindungen und Partnerschaften aufbauen. Zugleich wird unser Immunsystem gestärkt und die Streicheleinheiten wirken sich positiv auf unser vegetatives Nervensystem und auf unsere Psyche aus.

Denken Sie einmal an ihren letzten Sommerurlaub. Im Sommer berühren Sie Ihren Körper viel mehr als im Winter. Sie können leichte, luftige Kleidung tragen. Sie bekommen eine leichte Sommerbräune, sie cremen Ihren Körper jeden Tag vermehrt ein. Sie berühren sich selbst und spüren Wind und Wasser, die Ihre Haut streicheln. Und schon haben Sie ein anderes Körpergefühl. Unsere Haut ist das größte Organ des Körpers. Sie schützt uns nach außen vor Verletzungen und Strahlung durch das UV-Sonnenlicht. Nach innen schützt sie unsere Organe. Durch Schwitzen wird der Körper leicht abgekühlt, durch Gänsehaut oder Schüttelfrost wird der Körper erwärmt. So sorgt unsere Haut für einen Kälte-Wärme-Ausgleich.

Eine weitere Möglichkeit, Berührung zu erfahren, ist, in die Natur zu gehen. Umarmen Sie einen Baum, berühren Sie den Rasen oder streicheln und schnuppern Sie an einer Rose. Damit sind Sie auf die Welt gerichtet und berühren sie in allen Facetten.

Samuel I.

>> *Seit Jahren leidet Samuel T. unter einer Depression. Über den frühen Tod seiner Frau vor acht Jahren ist er nicht hinweggekommen. Er sagt: »Am Sonntagnachmittag kam wieder meine Depression über mich. Mir ging es so schlecht. Am liebsten hätte ich mich ins Bett verkrochen und wäre gar nicht mehr aufgestanden. Dann rief mein Freund an und wir machten einen Spaziergang im Wald. Ich stellte fest, dass das Rauschen der Blätter einen beruhigenden und ausgleichenden Einfluss auf mich hatte. Das Singen der Vögel erzeugte ein Gefühl der Harmonie und mir ging das Herz*

auf.« Durch die Berührung mit der Natur hat sich bei Samuel seine Depression für diesen Tag abgemildert. In den darauffolgenden Tagen konnte er dieses Gefühl nicht mehr empfinden. Nach weiteren Gesprächen entschloss er sich, häufiger mit der Natur Kontakt aufzunehmen. Im weiteren Verlauf der Sitzungen konnte sich Samuel zunehmend mehr in der Natur entspannen. Ich habe Samuel nach diesen Erfahrungen mit der Natur angeraten, sich einen Hund oder eine Katze anzuschaffen. Dadurch hat er die Möglichkeit, ein Lebewesen zu berühren, zu streicheln und von dem Haustier selbst seelisch und körperlich berührt zu werden. Bei Samuel ist eine Depression durch fehlende Berührungen und fehlende Ansprache aufgetreten. Er hat sich in »seiner« Depression eingerichtet.

Der Körper baut in der Depression Muskulatur ab und verlangsamt den Atem. Das Immunsystem und die Gehirnleistung sind ebenfalls geschwächt. Manchmal haben Menschen, so auch Samuel, in der Natur das Gefühl »eins mir ihr« zu werden. »Waldbaden« wirkt sich harmonisierend und heilsam auf uns aus. Die depressiven Gedanken und Gefühle können durch den Kontakt mit der Natur verringert werden. Berührung ist eine der einfachsten und wertvollsten Heilmethoden, da sie bei der Behandlung von Krankheiten eine große Wirkung erzielen kann. Sie wurde und wird von der Wissenschaft aber immer noch als ein »zu einfacher Vorgang« bewertet, als dass sie bei der Heilung eine Rolle spielen könnte.

Neuerdings gewinnt sie allerdings an Bedeutung, da erkannt worden ist, dass nicht alle Krankheiten mit Apparaturen, Arzneien oder Operationen geheilt werden können.

Viele alte, vor allem fernöstliche Heil- und Behandlungsmethoden setzen Berührung ein. Dazu gehören z. B. Shiatsu, Akupressur oder ayurvedische Massagen. Aber auch Bioenergetik, Osteopathie, Kinesiologie, Reflexzonentherapie oder die Alexandertechnik benutzen Berührung zur Vorbeugung oder Heilung.

Das Thema Bindung ist ebenfalls eines unserer existenziell wichtigen Themen, besonders bezogen auf unsere menschlichen Beziehungen. Unser Bindungsverhalten ist bereits mit neun Monaten ausgeprägt. Wir machen also ganz früh erste Bindungserfahrungen. Diese führen zu unserem Bindungsverhalten. Am Anfang geht es um das Überleben, um das Sein. Das Kind ist anfangs ausgeliefert und muss sich auf andere verlassen können, damit es versorgt wird. Es lernt aber schnell dazu und meldet seine Bedürfnisse durch Schreien oder Quäken an. Wenn z. B. die Bezugsperson, sagen wir die Mutter, den Raum verlässt, schreit das Kind oder quengelt. Es kämpft und meldet dadurch den Verlust der Bezugsperson an. Wenn seitens der Bezugsperson darauf angemessen reagiert wird (durch In-den-Arm-Nehmen und Trösten), macht das Kind die ersten sicheren Bindungserfahrungen, indem es vertrauen lernt. Verhält sich die Bezugsperson unangemessen, schreit, schüttelt oder schlägt das Kind, führt dies zu einem unsicheren oder ambivalenten Bindungsverhalten. Bei einem unsicheren Bindungsverhalten schreit das Kind nicht, wenn die Bezugsperson den Raum verlässt. Es kämpft nicht und versucht die Wiederbegegnung zu vermeiden, da die Angst vor Schlägen zu groß ist. Damit ist die Basis gelegt für das Urmisstrauen statt für das Urvertrauen.

Von 1933 bis in die späten 1960er-Jahre wurde noch offiziell empfohlen, Kinder schreien zu lassen. Eine ganze Generation konnte kein ausreichendes Urvertrauen entwickeln. Bis heute wird diese Meinung in manchen Elternratgebern vertreten.

Im späteren Leben zeigt sich Urvertrauen als Vertrauen zu sich selbst, zu anderen Menschen und zum Leben. Urmisstrauen zeigt sich in Bindungsunfähigkeit und Misstrauen alles und jedem gegenüber. Die frühen Bindungserfahrungen werden körperlich und psychisch abgespeichert und drücken sich in Körperreaktionen und Körperhaltungen aus. Deshalb reagieren Menschen unter Stress auch unterschiedlich. Der eine kann viel Stress ertragen und »kämpft und schreit« wie früher, andere entwickeln depressive Verstimmungen, »somatisieren« und gehen damit in den Rückzug.

Nach John Bowlby, einem bekannten Bindungsforscher und Kinderarzt, haben diese frühen Bindungserfahrungen einen

Reflexionsübung
- Können Sie sich selbst größtenteils lieben und annehmen?
- Können Sie sich in wesentlichen Bereichen so zeigen, wie Sie sind?
- Können Sie sich wichtigen Teilen Ihrer Vergangenheit stellen?

prägenden Einfluss auf spätere Beziehungen und Partnerschaften. Er beschrieb mit seinen Mitarbeitern verschiedene Bindungstypen.

Zusammenfassend kann man sagen: Es gibt zuerst das Bindungsverhalten, daraus werden Bindungserfahrungen, die sich in sicheren oder unsicheren Bindungen zeigen. Bei unsicheren Bindungen vermeidet man meist feste Beziehungen, um sich nicht einengen zu lassen oder abhängig zu werden. Hier entstehen viele Konflikte zwischen Abhängigkeit und Autonomie. Dies nimmt einen großen Teil der psychotherapeutischen Alltagsarbeit ein: unsichere Bindung = Risiko; sichere Bindung = Schutz.

Die frühen Bindungserfahrungen und das daraus folgende Beziehungsmuster sind aus meiner Sicht ein wichtiger Bestandteil unseres unbewussten Lebensplans. In meiner Praxis erlebe ich, dass rund 60 % meiner Patienten an Bindungsstörungen leiden. Jemandem, der eine unsichere oder ambivalente frühe Bindungserfahrung gemacht hat, dadurch kein Vertrauen hat, fällt es schwer, sich anderen (auch einem Therapeuten) anzuvertrauen. Sie fühlen sich schnell abgelehnt oder negativ bewertet. Das kann zu aggressivem Verhalten oder Kontaktabbrüchen in einer Konfliktsituation führen. In Paarbeziehungen kann es zu korrigierenden Bindungserfahrungen kommen, z. B.

wenn man erlebt, dass man sich auf den Partner verlassen kann. Umgekehrt führt Fremdgehen zu Vertrauensverlust und bestätigt eine negative Bindungserfahrung. Unberechtigte Eifersucht ist häufig eine Folge davon.

Es ist oft zu beobachten, dass die Bindungsmuster aus der frühen Kindheit in späteren Beziehungen wiederholt werden. Diese Bindungsmuster sind – mit ihren daraus folgenden Reaktionen – dem Patienten nicht bewusst, da sie weder über die Sprache und seltener noch über die Erinnerungen als Erfahrung mitgeteilt werden können. Hier ist der erfahrene Psychotherapeut gefragt, der mit viel Intuition und Einfühlungsvermögen die frühen Beziehungsmuster erkundet und dadurch in der Therapie eine korrigierende Erfahrung ermöglicht. Wenn eine negative Bindungserfahrung oder Bindungsstörung nicht behandelt und damit korrigiert wird, besteht die Gefahr, dass die negative Bindungserfahrung an die nächste Generation weitergegeben wird.

Der Psychiater und Psychotherapeut Karl Heinz Brisch beschreibt in mehreren Büchern das Bindungsverhalten in den verschiedenen Entwicklungsphasen eines Kindes bis zum Erwachsenenalter. Er hat ein Programm entwickelt, wie Eltern bei ihren Kindern sichere Bindungserfahrungen steuern können.

Der Begriff »Autonomie« in der Transaktionsanalyse

In den Psychotherapieverfahren wird der Begriff »Autonomie« sehr häufig verwendet, da die Autonomie meist ein therapeutisches Ziel ist. Therapeuten und Berater fördern die Autonomie bei ihren Klienten oder Patienten, damit diese aus den frühen, heute nicht mehr angemessenen Skriptentscheidungen aussteigen. Das Skript besteht aus Wiederholungen. Mit Autonomie ist nicht purer Egoismus oder die völlige Unabhängigkeit gemeint. Autonomie bedeutet: Ich denke, fühle, verhalte mich, wie ich heute bin. Ich kann mich freiwillig und bewusst für Abhängigkeit, z. B. in der Partnerschaft, entscheiden. In der Transaktionsanalyse wurde Autonomie von Eric Berne in drei Bereiche eingeteilt: Bewusstheit, Spontaneität und Intimität.

Mit Intimität ist nicht nur Sexualität gemeint, sondern auch eine offenherzige Beziehung, in der beide Partner geben und nehmen ohne einander auszunutzen.

Bewusstheit ist die Fähigkeit, Dinge als reine Sinneseindrücke zu sehen. Wir nehmen unseren Körper wahr und reflektieren uns gegenseitig.

Spontaneität meint die spontane Reaktion auf aktuelle Situationen im Hier und Jetzt.

Selbstwahrnehmung und Achtsamkeit ermöglichen

Sie begeben sich in einen inneren Dialog, haben einige Ihrer psychischen Grundbedürfnisse erfüllt und sind damit auf dem Weg, einen positiven Lebensstil zu entwickeln.

Sie beginnen, sich selbst bewusster wahrzunehmen. Dazu zählt z. B. unsere Körperwahrnehmung. Auch regelmäßige Bewegung ist für unseren Körper wichtig. Das kann ein kleiner Spaziergang an der frischen Luft sein oder eine ausgiebige Wanderung. Jeder, der Sport betreibt, weiß, dass er sich danach meistens besser fühlt. Bewegung bewirkt ein gutes Körpergefühl. Sauna, Massagen, Schwimmen oder ähnliche Aktivitäten können helfen, unser gutes Körpergefühl zu erhalten. Diese Aktivitäten sind wichtig für den Stressabbau.

Wenn Belastungen lange Zeit anhalten, entsteht Stress, der Disstress. Stress führt zu Überforderung und Überforderung zu weiterem Stress. Weiterer Stress führt wiederum zu weiterer Überforderung.

Es entsteht ein Teufelskreis aus Dauerstress, der sich negativ auf Psyche und Körper auswirkt (siehe Kapitel »Stress gehört zum Leben«, S. 24).

Viele Menschen haben schon früh in der Kindheit gelernt, Dauerstress mit körperlichen Krankheiten zu beenden. Dies ist wie ein Erfolgsrezept! Die Psyche lernt, dass sie mit Krankheit der ausweglosen Situation Dauerstress entgehen kann. Das wirkt wie ein »Resetknopf« am Computer:

Resetknopf = Das Ursprungsprogramm (gelernt in der Kindheit) »körperliche Erkrankung beendet psychische Überforderung« wird wieder aktiviert wie beim Computer.

Die zweite Möglichkeit ist ebenfalls Erkrankung, aber auf der psychischen Ebene, wie z. B. Burn-out, Depression, Angststörungen.

Resetknopf = Das Ursprungsprogramm »psychische Erkrankung beendet Überforderung« läuft ab.

Psychische und körperliche Erkrankungen können in Wechselwirkung auftreten, die einander verstärken (siehe Kapitel »Was ist ganzheitliche Gesundheit?«, S. 10).

Ebenso wie die Wahrnehmung unserer psychologischen Grundbedürfnisse und unserer Körperwahrnehmung sollten wir auch die Umgebung, in der wir leben, im Hier und Jetzt bewusst wahrnehmen.

> ### Reflexionsübung
> - Setzen Sie sich vor den Fernseher und lesen Sie dabei die Zeitung.
> - Essen Sie zu Abend und surfen Sie dabei mit dem iPad.
>
> Können Sie sich bei beiden Aktivitäten bewusst selbst wahrnehmen? Konzentrieren Sie sich lieber auf eine Sache, zum Beispiel auf das Essen. Schmecken Sie bewusst, fühlen Sie und riechen Sie. Schauen Sie sich Ihre Mahlzeit genau an.

Wir können mithilfe dieser kleinen Achtsamkeitsübung (siehe Kasten Reflexionsübung, S. 103) lernen, Stress abzubauen, innere Ruhe, Klarheit und Akzeptanz zu finden. So entstehen neue Sichtweisen, die weitere sinnvolle Handlungsmöglichkeiten eröffnen. Nicht umsonst gibt es zurzeit viele Kurse zum Achtsamkeitstraining.

Achtsamkeit gehört zum Gedankengut des Buddhismus und wird bereits seit über 2000 Jahren von den Buddhisten praktiziert. In den letzten zehn Jahren wurden viele Studien zur positiven Wirkung von Achtsamkeit veröffentlicht. Sie ist wichtig dafür, zu lernen, auf die »innere Stimme« zu hören. Meistens nehmen wir diese Stimme gar nicht wahr. Achtsamkeit fördert ein klares Bewusstsein darüber, was gerade im Moment geschieht. Sie steigert das Wohlbefinden, verbessert dadurch die Lebensqualität und bringt uns in einen tieferen Kontakt mit unseren inneren Kräften. Achtsamkeit kann auch als Meditation praktiziert werden.

Achtsamkeit ist nicht nur Aufmerksamkeit. Jon Kabat-Zinn hat die Methode der »Mindfulness-Based Stress Reduction« entwickelt, kurz MBSR genannt. Sein Ziel ist, die Lehre des Buddhismus mit den östlichen Meditationstechniken, praktisch und auch sprachlich, unserer westlichen Welt zu vermitteln. Er hat auch aufgezeigt, dass Meditation körperliche Erkrankungen verbessert.

> **Reflexionsübung**
>
> Probieren Sie eine kurze Meditation aus:
> - Kommen Sie zur Ruhe.
> - Was geschieht gerade in Ihrer Umgebung?
> - Wie reagiert ihr Körper? Ihre Atmung?
> - Welche Gedanken, Gefühle und Sinneseindrücke erfahren Sie im Moment? Nehmen Sie einfach wahr – ohne Bewertung.
>
> Auf diese Weise können Sie Ihr Bewusstsein schulen!

Es gibt viele gute Bücher über Achtsamkeit, weshalb ich nicht weiter auf das Thema eingehe. Wer mehr darüber wissen möchte, dem empfehle ich das Buch »Das Wunder der Achtsamkeit« von Thich Nhat Hanh und die Bücher von Kabat-Zinn.

Die Entwicklung einer täglichen Psychohygiene

Bei der Psychohygiene geht es primär um Entlastung. Über etwas reden, sich anderen mitteilen und daraus eventuell neue Handlungsoptionen entwickeln, das ist der Anfang.

Sicherlich haben Sie schon erlebt, dass sie einen »Rappel« bekamen und anfingen, die Wohnung aufzuräumen. Sie fingen an, auszumisten, Dinge wegzuwerfen und damit wieder Platz für Neues zu schaffen, womit es Ihnen anschließend gut ging. Dieses Aufräumen wird auch als Psychohygiene bezeichnet. So wie Sie regelmäßig ihr Badezimmer putzen, so haben Sie mit dieser Aktion für die Hygiene ihrer Psyche gesorgt. Sie verabschieden sich von alten Dingen. Sie entfernen ein altes Bild, das Sie an Ihre nörgelnde Oma erinnert. Sie entsorgen die alten Sachen Ihrer Mutter, die sie für die Heimarbeit benutzt hat, weshalb sie nie Zeit für Sie hatte. Sie verschenken einen alten Schrank, der heute überhaupt nicht mehr zu Ihrem Lebensstil passt und nur stört. Mit dieser Aufräumaktion durchbrechen Sie psychisch ein altes Muster und setzen neue Energien frei. Sie schaffen Ordnung im Äußeren, in Ihrer Wohnung. Das Aufräumen der Wohnung ist wie ein Symbol für das Aufräumen Ihres Innenlebens. Wetten, dass es Ihnen danach besser geht?

Äußerlich ist jetzt Ordnung geschaffen. Und innerlich? In unseren eigenen Gedanken und Gefühlen gibt es auch manchmal Unordnung. Ärger, Zweifel, Sorgen, Schuld oder Stress belasten uns und bringen uns aus unserem seelischen Gleichgewicht. Auch hier setzt die Psychohygiene an, dadurch dass Sie für Ihren eigenen seelischen Schutz sorgen. Psychohygiene beinhaltet, Ihre Schwierigkeiten zu verarbeiten, statt sie zu verdrängen. Häufig hilft es schon, sich bei einer Freundin auszuheulen und sich damit zu entlasten. Wenn das nicht reicht, können Sie einen psychologischen Berater konsultieren.

Im Folgenden finden Sie weitere Strategien für den Erhalt Ihrer körperlichen und psychischen Gesundheit.

Wie geht denn das? Als Erstes werden Sie sich Ihrer augenblicklichen Wünsche und Bedürfnisse im Sinne der Achtsamkeit bewusst: Gönnen Sie sich pro Tag eine Stunde nur für sich! Wenn Sie diese Zeit nicht haben, dann nehmen Sie wenigstens eine Viertelstunde für sich! Sie können spazieren gehen, ein Wannenbad nehmen oder sich Ihr Lieblingsgericht kochen – auch wenn es nicht das Lieblingsgericht Ihrer Familie ist!

Achten Sie dabei auf Ihre Gefühle und Körperreaktionen. Wenn Sie sich gut fühlen, ist das auch ein gutes Zeichen. Wenn sich Ihr innerer Nörgler meldet, weisen Sie ihn sofort zurück und nehmen Sie stattdessen Ihren Unterstützer zur Seite. Wenn Sie nicht wissen, was Sie in der reservierten Stunde mit sich anfangen sollen, dann fragen Sie doch einfach mal Ihren Körper. Führen Sie ein Selbstgespräch. Suchen Sie sich einen bequemen Platz, legen Sie sich hin und fragen Sie:

Sie Körper, wie geht es dir? Bist du entspannt?

Körper Oh, du kümmerst dich ja gerade um mich.

Sie Ja, ich habe gerade Zeit.

Körper Ich habe Rückenschmerzen.

Sie Würde dir Ruhe oder Bewegung besser gefallen?

Körper Bewegung würde mir helfen!

Sie Ein Spaziergang?

Körper O nein, bloß nicht.

Sie Schwimmen?

Körper Nur im warmen Wasser!

Sie Dafür ist es noch zu kalt und bis zur nächsten Therme ist es zu weit.

Körper Tanzen?

> **Reflexionsübung**
> - Wann haben Sie es sich in Ihrem normalen Alltag (nicht nur im Urlaub) das letzte Mal gut gehen lassen?
> - Wann haben Sie das letzte Mal im Alltag positive Gefühle empfunden?
> - Machen Sie sich bewusst, wie oft und wie intensiv Sie sich Ihr Wohlergehen vor Augen führen.

Sie Okay, die Abrockmusik wird abgespielt.

Körper Jauchz ...

So könnte ein Dialog aussehen. Nach dem Tanzen werden Sie feststellen, dass sich ein positives Gefühl, körperlich und psychisch, einstellt. Wenn es uns gut geht, haben wir auch positive Gefühle. Positive Gefühle wiederum haben positive Auswirkungen auf unsere Körperzellen. Denn das Immun- und Hormonsystem reagiert auf unsere Psyche, unsere Gedanken und unsere Gefühle! Und unser Körper glaubt, was wir ihm sagen. Er ist ein weiser Ratgeber und kann nicht lügen. Er ist schlau! Nehmen Sie sich die Zeit, in sich hineinzuhorchen und Ihre eigene Psychohygiene zu praktizieren. Ein weiterer Dialog dazu:

Körper Meine Muskeln sind total verspannt. Kümmere dich jetzt mal um mich!

Sie Ich habe keine Zeit.

Körper Gut, dann mache ich dir Schmerzen, bis du dir die Zeit nimmst.

Sie Pah, dann nehme ich eine Tablette und dann ist alles wieder weg.

Körper Du verstehst mich einfach nicht.

Sie Ich sag doch, ich habe jetzt keine Zeit.

Körper Nie hast du Zeit, du vernachlässigst mich. Ich werde jetzt krank!

Sie Heul doch!

Körper Ja, das ist auch eine Befreiung!

Fragen Sie mal bei ihrem Körper nach, wieso Sie jetzt z. B. schon wieder Migräne haben. Normalerweise ist Ihr Körper ein guter, verlässlicher Partner. Er kann Sie nicht verlassen, er unterhält sich mit Ihnen, Ihr Körper er-trägt Sie ein Leben lang. Er ist bereit zu funktionieren, wenn Sie bereit sind, auf ihn zu hören, Rücksicht auf ihn zu nehmen und ihn zu pflegen.

Zur Psychohygiene gehört auch, dass Sie darauf achten, was Sie nährt im Sinne geistiger Nahrung. Wenn wir uns jeden Abend die Nachrichten mit den schrecklichen Geschehnissen in der Welt ansehen, ist es kein Wunder, dass wir am nächsten Morgen Migräne oder depressive Verstimmungen haben. Die Bilder von Naturkatastrophen, verseuchten, mit Plastikmüll zugeschütteten Meeren, Terroranschlägen, Bankenzusammenbrüchen und die vielen weiteren Horrorereignisse in den Medien hinterlassen ihre Spuren in uns. Sie berühren uns, wühlen uns auf und erschüttern uns. Dazu kommt noch in jedem Programm mindestens ein Krimi mit Gewalt, Mord und Totschlag. Wie sollen wir uns dabei noch wohl fühlen?

Suchen Sie nach wohltuenden neuen Anregungen, um Ihr psychisches Grundbedürfnis mit Stimulus zu erfüllen. Schalten Sie den Fernseher aus, das Smartphone ab. Ist Ihnen auch schon aufgefallen, wie oft ihre Mitmenschen mittlerweile während eines Gespräches auf ihr Smartphone schauen und geistig gar nicht mehr anwesend sind? Brauchen wir wirklich zwei oder drei Stimuli gleichzeitig? Bedenken Sie dabei, dass dieses Multitasking-Verhalten möglicherweise Demenz oder Alzheimer begünstigt – Forschungsarbeiten dazu haben begonnen. Hören Sie stattdessen nur Musik, gehen Sie in ein Konzert oder tun Sie etwas anderes Schönes.

Besonders Musik ist ein ganz wichtiger Ausdruck unserer Emotionen. Emotionen können besonders gelebt werden, wenn wir selbst musizieren. Musik mit Klangschalen oder Instrumenten können uns in eine andere Schwingung versetzen. Durch das Hören von Musik kann unser Körper in eine andere Frequenz gebracht werden, dies wussten schon die alten Ägypter, Pythagoras und Plato. Töne und Klänge unterliegen rhythmischen Abfolgen und haben Einfluss auf unsere Gesundheit, nicht nur bei Menschen, sondern auch bei Tieren und Pflanzen. Der Schweizer Naturwissenschaftler und Mediziner Hans Jenny hat in seinen Studien nachgewiesen, dass Zellen eigene Frequenzen und Schwingungen haben. Daher lassen sich die Eigenfrequenzen und Schwingungen jeder Zelle durch Klänge, z. B. eine Klangschale, und Musik verändern.

Wir können auch durch Wasser in eine andere Schwingung bzw. einen anderen Energiezustand versetzt werden. Da unser Körper zu ca. 80% aus Wasser besteht, kann man sich vorstellen, wie gravierend sich Wasser (mit seinen Botschaften) auf unseren Körper und seine Zellen auswirkt. Achten Sie deshalb darauf, welches Wasser Sie trinken, welche Musik Sie hören und mit welchen Worten (Worte sind auch Klänge) Sie sich umgeben. Aktuelle Untersuchungen und Darstellungen zum Thema Wasser gibt es von Dr. Wilhelm Höfer aus Überlingen in seinem Artikel »Spagyrische Wasseranalyse«.

Psychohygieneübungen

- Praktizieren Sie Entspannung, wie z. B. die progressive Muskelrelaxation nach Jacobson oder Autogenes Training, oder nehmen Sie einfach ein Wannenbad. Entschleunigen Sie sich!
- Seien Sie kreativ, versuchen Sie es z. B. mit: Malen, Musikmachen, Schreiben, Schönschrift oder Kalligrafie, Handarbeit, Töpfern etc.
- Entlasten Sie sich, indem Sie mit anderen reden oder Ihre Sorgen aufschreiben.
- Erinnern Sie sich an Ihr Selbstwertgefühl und zählen Sie alles auf, was Sie gut an sich finden.
- Lassen Sie fünfe gerade sein. Gemeint ist: Seien Sie nicht perfekt und kümmern Sie sich nicht um die Unordnung in der Küche. Putzen Sie nicht heute, sondern übermorgen. Waschen Sie die Gardinen erst im nächsten Monat. Auch aus dem Freizeitstress können Sie sich zurückziehen. Selbst wenn Sie die Konzertkarte schon gekauft haben, sich aber nicht gut fühlen, bleiben Sie zu Hause. Legen Sie sich auf das Sofa und träumen Sie z. B. vom letzten schönen Urlaub. Auch wenn Sie dann denken, Sie haben Geld zum Fenster herausgeworfen. Verlieren Sie lieber das Geld und gewinnen Sie dafür hohe Zinsen auf dem »Wohlbefinden-Konto«. Das ist gut für schlechte Zeiten!
- Denken Sie an Ihr psychologisches Grundbedürfnis der Zuwendung und loben Sie sich!
- Kaufen Sie sich eine Klangschale. Wenn Sie übermüdet oder abgespannt sind, bringen Sie diese zum Klingen und harmonisieren Sie damit Ihren Körper und Ihre Seele. Sie können diese Klangschale auch auf Ihren Körper stellen, das wirkt noch intensiver.
- Prüfen Sie, wenn Sie sich unwohl fühlen, worauf Sie Appetit haben und was Sie essen oder trinken möchten. Etwas Warmes oder Saures? Einen heißen Ingwertee oder brauchen Sie Abkühlung mit einem kühlen Getränk und einem Biss in einen knackigen Apfel?
- Wenn Sie müde sind: Recken und strecken Sie sich, atmen und gähnen Sie!

Wählen Sie 1–2 Übungen aus, die Ihnen gefallen haben. Schreiben Sie diese auf einen Zettel und kleben Sie den an den Kühlschrank.

Die Beachtung der eigenen Sprache

Eine besondere Fundgrube in Bezug auf psychosomatische Störungen oder Erkrankungen findet sich in unserer Umgangssprache.

Wenn jemand niest, wünschen wir ihm Gesundheit und hoffen, dass die Erkrankung dadurch nicht eintritt. Umgekehrt gibt es auch die negativen Redewendungen.
Hier eine kleine Auswahl:
- Er tritt mich ins Kreuz.
- Ich habe einen dicken Hals.
- Ich habe die Nase voll.
- Ich finde das zum Kotzen.
- Ich habe keine Haltung dazu.
- Das ist mir an die Nieren gegangen.
- Mir läuft die Galle über.
- Mein Herz ist schwer.
- Ich bin bis in die Tiefe der Seele erschüttert.
- Das geht mir unter die Haut.
- Ich bin gelähmt vor Angst.
- Meine Nerven liegen blank.
- Ich habe es so satt.

Solche Redensarten sagen meistens viel über das eigene körperliche Befinden aus. Es gibt offensichtlich einen Zusammenhang zwischen diesen Äußerungen und den körperlichen Beschwerden. In meiner Praxis fallen mir immer wieder Sätze und Redewendungen bei meinen Patienten auf, die so manches Mal »den Nagel auf den Kopf treffen«. So erzählte eine Patientin, dass ihr oft schwindelig sei. Bei unseren Sitzungen kam heraus, dass diese Patientin öfter »schwindeln« (lügen) musste, nicht unbedingt böswillig, sondern eher als Abgrenzung, um nicht Ja zu sagen, wenn sie Nein meinte. Menschen, die nicht Nein sagen können, benutzen häufig Notlügen. Eine andere Patientin erzählte mir von ihrem Krach mit einer Kollegin und begleitete dies mit den Worten: »Ich war auf Hundertachtzig.« Der hohe Blutdruck blieb bestehen, solange sich meine Patientin über diesen Streit aufregte. Eine Hodenentzündung »entlarvte« sich in der Sprache, als der Patient äußerte: »Jetzt soll ich meinem Sohn die dritte Ausbildung auch noch finanzieren. Zu meinen eigenen Dingen wie die Absicherung meiner Altersvorsorge komme ich nicht. Das geht mir auf den Sack.« In diesem Sack sind ja bekanntlich die Hoden. Eine weitere Patientin erzählte mir: »Das geht mir auf den Geist«, und beklagte sich darüber, dass sie immer alles vergisst! Denn, wenn der Geist immer mehr aufgeladen bekommt, kann er sich irgendwann an nichts mehr erinnern. Ein langjähriger Patient beschreibt Situationen immer wieder als »atemberaubend«. Bei ihm wurde ein Flügel der Lunge aufgrund eines Lungenkarzinoms entfernt. Er hat keine für mich wahrnehmbare Atemnot.

Aus diesen Beispielen wird ersichtlich, dass Patienten ihre Diagnose indirekt mit diesen Redewendungen mitteilen und dass sie den psychosomatischen Zusammenhang intuitiv verstanden haben. Den Schlüssel zum Verständnis haben oft die Patienten selbst, er will gefunden werden! Mithilfe einer beratenden Person kann oft der Zusammenhang zwischen Redewendung und Diagnose erkannt werden.

Ihre Sprache wirkt auf Sie selbst und auf andere. Worte können bestätigend, aufbauend, tröstend, hilfreich sein und sogar gesund machen. Sie können Zuversicht und Hoffnung geben. Worte können auch zur Vergebung, Versöhnung und Harmonisierung beitragen. Dass Worte auch heilen können, weiß jeder, der betet und dadurch Trost findet. In einer 2005 durchgeführten Studie der Duke Universität in Durham beteten Nonnen für Intensivpatienten und dadurch ging es diesen Patienten nachweislich besser. Heute betet der Kardiologe dieser Universitätsklinik selbst vor schwierigen Eingriffen.

Aber Worte können auch beschämend, entwertend oder herabsetzend sein. Kränkende, verletzende Worte können Krankheiten auslösen oder sie verstärken. Diese verletzenden Worte werden aber nicht ärztlich behandelt, eventuell nur die dadurch entstandenen Symptome. Sie können Beziehungen oder Freundschaften zerstören. Es gibt Familien, bei denen seit Jahren der Kontakt abgebrochen ist, weil damals kränkende Worte gefallen sind.

> **Reflexionsübung**
>
> Nehmen Sie sich einen Augenblick Zeit und überdenken Sie einmal Ihre eigene Sprache in Bezug auf Ihren Körper! Fallen Ihnen Sätze ein wie: »Ich habe die Nase voll, ich habe einen dicken Hals oder die Angst sitzt mir im Nacken?«

Die Macht der Sprache

Eine Geschichte von Hazrat Inayat Khan erzählt von einem Sufi, der ein krankes Kind heilte. Er sprach wiederholt einige Worte, dann gab er das Kind seinen Eltern und sagte: »Nun wird es gesund werden.« Jemand, der das nicht glauben wollte, warf ein: »Wie kann das möglich sein, dass irgendjemand durch ein paar wiederholte Worte geheilt werden kann?« Von einem sanften Sufi erwartete niemand eine zornige Antwort, doch der drehte sich zu diesem Mann um und entgegnete ihm: »Du verstehst nichts davon. Du bist ein Narr!« Der Mann fühlte sich sehr beleidigt. Sein Gesicht rötete sich, er wurde wütend. Der Sufi sagte nun: »Wenn ein Wort die Kraft hat, dich wütend zu machen, warum sollte dann ein Wort nicht auch die Kraft haben zu heilen?«

Die Macht alter Glaubenssätze erkennen und verändern

Glaubenssätze sind Sätze, die Sie aus der Verarbeitung und Bewertung vergangener Erfahrungen verinnerlicht haben.

Mit Glaubenssätzen bewerten Sie heutige Ereignisse und ordnen sie ein. Sie sind die Grundlagen Ihres Verhaltens, sie begleiten Sie schon Ihr Leben lang, denn Sie haben sie schon früh in der Kindheit gelernt. Glaubenssätze sind Vorstellungen davon, wie Sie sind, wie die anderen sind und wie die Welt funktioniert, in der wir leben. Glaubenssätze entstehen durch die Skriptbotschaften mit den daraus resultierenden Schlussfolgerungen und Skriptentscheidungen (siehe Kapitel »Das Skript«, S. 118). Sie entstehen auch aus sich wiederholenden Situationen. Glaubenssätze werden teils bewusst, teils unbewusst abgespeichert. Glaubenssätze sind Gedanken, die Sie verändern können.

Jeder von uns hat eine Vielzahl von Glaubenssätzen, mehr oder weniger stark ausgeprägt.

Sie zeigen sich z. B. in einem Lebensmotto:
- »Wenn du keine zu hohen Erwartungen hast, kannst du nicht enttäuscht werden.«
- »Man bekommt im Leben nichts geschenkt.«
- »Ohne Fleiß keinen Preis.«

Positive Glaubenssätze sind:
- »Ich bin kompetent.«
- »Ich kann das.«
- »Ich bin sicher in dem, was ich tue.«
- »Ich bin wichtig.«

Negative Glaubenssätze sind:
- »Andere können alles besser.«
- »Nie bekomme ich das, was ich möchte.«
- »Ich versage immer.«
- »Besser, ich mache alles selber.«

Reflexionsübung

Denken Sie an eine unangenehme Situation, die sich vor kurzer Zeit ereignet hat: Sie bewerten diese Situation in Ihrer Vorstellung. Diese Bewertung resultiert aus Ihren früheren Erfahrungen. Ihre Bewertungen sind negativ, neutral oder positiv. Aus Ihren Bewertungen ergeben sich Körperreaktionen und Ihr Verhalten entspricht der früheren unangenehmen Situation. Nehmen wir einmal an, Sie haben einen Konflikt mit Ihrem Partner. Sie bewerten diese Situation negativ. In Ihrer Vorstellung hören Sie die Stimme Ihres Vaters: »Der Mann/die Frau für dich muss erst noch gebacken werden.« Daraus entwickeln sich Ihre Emotionen. Sie sind traurig oder wütend und stellen Ihre Beziehungsfähigkeit in Gedanken infrage. Diese Emotionen wiederum lösen eine entsprechende Körperreaktion aus. Sie bekommen einen roten Kopf oder Sie fangen an zu zittern. Ihr Verhalten fällt entsprechend aus: Sie weinen vor Wut oder Sie schreien Ihre Wut heraus. Möglicherweise zerdeppern Sie auch einen Teller auf dem Boden.

Zusammenfassend kann man sagen: Am Anfang steht das Ereignis (ein Konflikt mit dem Partner). Dann kommt die Erinnerung an Vater und Mutter, deren frühere Bemerkungen eine negative Bewertung der Situation bewirken. Es folgt die Emotion.

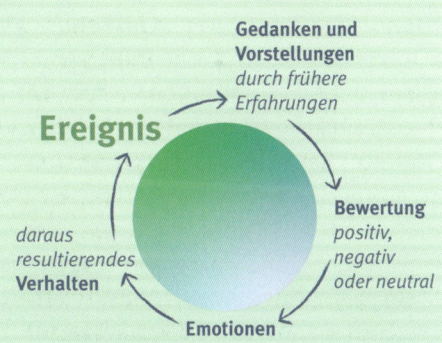

▲ Ein Ereignis und seine Bewertung

Positive Glaubenssätze haben einen genauso großen Einfluss auf unser Leben wie negative Glaubenssätze. Mit positiven wie negativen Glaubenssätzen konstruieren wir unsere eigene Realität. Diese zeigt sich nicht nur im emotionalen Erleben, sondern auch im körperlichen Ausdruck wie in unserer Haltung, Sprache oder Gestik.

Ich gebe Ihnen ein Beispiel: Sie haben einen wichtigen geschäftlichen Termin, verlassen rechtzeitig das Haus, sitzen im Auto und stehen dann im Stau wegen einer Vollsperrung. Sie suchen nach Ihrem Handy und stellen mit Schrecken fest, dass Sie das Handy zu Hause vergessen haben. Jetzt beginnt ein »unangenehmes« Gefühl aufzusteigen. Sie haben Gedanken über negative Konsequenzen im Kopf. Sie fühlen sich plötzlich wie früher, als kleines Kind, als Sie etwas falsch gemacht haben. Zeitgleich treten entsprechende Körperreaktionen auf, eine typische psychosomatische Reaktion. Es fährt Ihnen »der Schreck durch die Glieder«, Sie zittern, der Kopf wird warm, und Sie fangen an zu schwitzen. Eventuell treten Erinnerungen an frühere Situationen auf und verstärken damit diesen unangenehmen Zustand weiter. Welcher Glaubenssatz taucht in dieser Situation wohl auf? Vielleicht: »Warum passiert das immer nur mir?«

Bewusste Glaubenssätze können durch Achtsamkeit, Willenskraft und Visionen verändert werden. Bei unbewussten Glaubenssätzen ist es wichtig, sie bewusst zu machen. Negative Glaubenssätze sind Gift für die Heilung. Ich erhalte immer wichtige Informationen über Patienten, wenn sie solche Glaubenssätze äußern.

Beispiele dafür sind:
- Karl S. sagte zu mir, nachdem sein Vater an Krebs verstorben war: »Mal sehen, wann es mich trifft.«
- Mia sagte zu mir: »Ich treffe andauernd die falschen Entscheidungen.«

Die unbewussten Glaubenssätze können in der Therapie oder Beratung aufgedeckt und verändert werden. Das führt wiederum zur Entlastung und ist die Grundlage für einen Heilungsprozess.

Frieda P.

>> *Ein häufig gebrauchter Glaubenssatz von Frieda P. ist: »Das Leben ist hart und ungerecht«! Sie beurteilte ihn als negativen Glaubenssatz. Als Kind hat Frieda ihr Leben als hart und ungerecht empfunden. Sie musste für ihre kleineren Geschwister sorgen, da ihre Mutter alleinerziehend war. Ihre jüngeren Geschwister bekamen oft Süßigkeiten und Belohnungen, sie*

bekam keine. In unseren weiteren Gesprächen erzählte Frieda, dass sie ihr Studium mit kleinen Jobs, wie frühmorgens Zeitungen austragen, verdienen musste. Nach dem Studium fand sie eine attraktive Stelle mit guter Bezahlung. Wir fanden heraus, dass ihr Glaubenssatz für ihr jetziges Leben nicht mehr stimmig ist. Frieda konnte diesen Satz in: »Das Leben ist schön und ich genieße es.« umwandeln.

Glaubenssätze können immer wieder Situationen schaffen, in denen sie sich bestätigen. Sie wiederholen sich, und es gibt scheinbar keinen Ausweg. Negative Glaubenssätze und negative Gedanken können sich zu »selbstständigen« Denkmustern entwickeln. Die Korrektur von negativen Glaubenssätzen und die Befreiung von negativen Gedanken und Vorstellungen sind ähnliche Themen. Sie können Glaubenssätze überprüfen, ob sie mit Ihrer heutigen Realität noch übereinstimmen. Negative Gedanken und Vorstellungen können Sie mittels Ihrer Vorstellungskraft ändern.

Reflexionsübung

- Welche von Ihren Glaubenssätzen sind bei Ihnen noch stark wirksam?
- Sind diese Glaubenssätze positiv oder negativ?
- Stimmen diese Glaubenssätze heute noch?
- Möchten Sie diese Glaubenssätze ändern?

Am besten, Sie schaffen sich ein Bewusstsein darüber, wann oder in welcher Situation Sie Glaubenssätze anwenden. Überprüfen Sie, ob Ihre Glaubenssätze zu Ihrer heutigen Realität noch passen. Überlegen Sie sich Beispiele. Wenn Ihre hinderlichen Glaubenssätze Ihrer Realität nicht mehr entsprechen, können Sie diese aufgeben. Sollten Ihnen keinerlei Glaubenssätze einfallen und Sie haben trotzdem das Gefühl, dass sich bestimmte Situationen bei Ihnen immer wiederholen, dann ist es sicher lohnend für Sie, eine psychologische (am besten transaktionsanalytische) Beratung in Anspruch zu nehmen. Sie sehen am Beispiel von Frieda, dass es möglich ist, alte Glaubenssätze zu erkennen und zu verändern.

Alte Verhaltensmuster verändern

Aus Glaubenssätzen resultieren auch Verhaltensmuster. Auch die können verändert werden. Sie schaffen das, auch wenn es eine große Herausforderung ist.

Ziel ist es, das neue Verhaltensmuster langfristig beizubehalten. Verhaltensmuster zu ändern, weil es andere möchten, wird nicht gelingen. Sie selbst müssen es wollen!

Unsere grundlegenden Verhaltensmuster sind in unserem Unterbewusstsein, genauer gesagt, an die synaptischen Verbindungen des Gehirns gekoppelt. Da diese angekoppelten Muster fest eingebettet sind, steuern sie unser Leben. Sie dürfen und Sie können alte negative oder hinderliche Verhaltensmuster ändern. Das funktioniert wie ein Trainingsprogramm, bei dem es eine Belohnung gibt, wenn altes Verhalten vermieden wird. Sie verlernen so das alte, frühere antrainierte, angekoppelte Muster. Das alte Verhaltensmuster läuft unbewusst ab. Sie dürfen nicht denken, es läuft ab wie ein verselbstständigter Reflex. Für ein neues Muster brauchen Sie Ihren Willen, eine Vision, Ihr Denken und ein Ziel.

Wenn Sie merken, dass Sie sich selbst boykottieren, weil Sie sich gegen Neues wehren, so ist das erst einmal völlig normal. Neues ist unvertraut, kann Angst auslösen und anstrengend sein.

Neben einer Belohnung hilft vielleicht die Vorstellung, wie das alte Verhaltensmuster zu gesundheitlichen Schäden geführt hat und weiter führen wird.

Alte Verhaltensmuster verändern

Sophie B.

>> *Wenn sie frustriert war, aß Sophie B. immer zu viel Schokolade. Sie wollte dieses Verhaltensmuster ändern, da sie ständig an Gewicht zugenommen und Knieprobleme bekommen hat. Sie entschied: »Statt bei Frustration Schokolade zu essen, werde ich mich auf andere Weise trösten. Ich telefoniere mit einer Freundin oder ich nehme ein Wannenbad.« Sie probierte das eine Woche aus. Immer, wenn es ihr gelang, auf Schokolade zu verzichten, notierte sie sich einen Smiley in ihrem Kalender. Nach sieben Smileys belohnte Sophie sich mit dem Kauf einer CD oder eines Buches. Ihre Bücher- und CD-Sammlung hat jetzt erheblich zugenommen, nicht aber das Körpergewicht.*

Um diese Belohnungen zu finanzieren, kann man jeden Tag ein oder zwei Eurostücke in einem schönen Kästchen extra dafür sammeln. <<

Weitere Vorschläge zum Ausstieg aus unliebsamen Verhaltensmustern und Gewohnheiten:
- Überlegen Sie sich eine Aktivität, die Sie ausführen werden, wenn Sie das Verlangen haben, Schokolade zu essen, z. B. Trampolinspringen. Um einen Automatismus herzustellen, sollten Sie immer diese gleiche Aktivität beibehalten. Also: bei Lust auf Schokolade immer Trampolin springen!
- Finden Sie heraus, was Sie nährt!
- Wirksam sind auch motivierende Selbstgespräche, in denen Sie sich Ihr geplantes neues Verhalten laut vorsagen, wie eine neue Programmierung. Sie können Ihre neue Programmierung auch singen. Am besten mit einer bekannten Melodie!
- Schaffen Sie kleine Erinnerungen. Schreiben Sie z. B. Ihre neue Verhaltensweise als Bildschirmschoner in den Computer!

Beobachten Sie sich selbst und werden Sie sich Ihrer negativen Verhaltensmuster bewusst. Sie erkennen diese vor allem, wenn es um Ihre Gesundheit geht. Im angeführten Beispiel sehen Sie, wie nach und nach negative Verhaltensmuster geändert werden können. Sie sollten die positive Veränderung Ihres Verhaltensmusters ernsthaft wollen. Probieren Sie es aus!

Das Skript

Der unbewusste Lebensplan entsteht in der Kindheit. Dieser wird als Skript bezeichnet. Doch wie kann man aus schädigenden Skriptentscheidungen aussteigen?

Das Skript entsteht durch Schlussfolgerungen und Entscheidungen, die das Kind aus Zuschreibungen (»Du bist dumm«), Prägungen (gelebte Rituale und Bewertungen in der Herkunftsfamilie) und Schlüsselerlebnissen (Kränkungen, Unfälle, Traumata) trifft.

Im Erwachsenenalter stellt sich die Frage, welche Skriptentscheidungen früher getroffen wurden, die zu der heutigen Lebensweise, dem Verhalten, Denken und Fühlen führen und einen wichtigen Einfluss auf unsere Gesundheit bzw. Krankheit haben (siehe Grafik S. 121).

Ein zentrales Thema der psychotherapeutischen Tätigkeit in der Transaktionsanalyse ist das Erkennen und die Auflösung der unbewussten einschränkenden Skriptentscheidungen. Daneben ist nach kraftspendenden und förderlichen Skriptbotschaften zu suchen.

Gerade im Umgang mit psychosomatischen Krankheiten richte ich mein Augenmerk auf frühe Skriptbotschaften und Skriptentscheidungen. Unser Selbstwertgefühl, unsere Glaubenssätze, unsere Verhaltens- und Denkmuster und unsere Gefühle sind von diesen abhängig.

Das Skript kann nicht ersetzt bzw. ausradiert werden. Das ist auch gar nicht das Ziel, denn die frühen – auch die einschränkenden – Skriptentscheidungen hatten den Sinn, eine gute Überlebensstrategie für diese Lebensphase zu entwickeln. Mittlerweile sind wir aber erwachsen und reifer geworden und wir brauchen den größten Teil der ursprünglichen Überlebensstrategien nicht mehr. Sie sind heute oft sogar hinderlich.

In der psychotherapeutischen Arbeit ist der erste Schritt, die ursprünglichen Strategien zu würdigen und nicht zu eliminieren. Stattdessen werden neue Entscheidungen und Strategien, angepasst an die heutigen Situationen, erarbeitet und erprobt.

Wenn wir unter großem Stress stehen, reagieren wir oft aus den ursprünglichen Skriptmustern heraus. Diese können heute als »Notfallstrategie« eingesetzt werden, so lange, bis die neuen Entscheidungen genügend eingeübt und stabil sind. In dem Moment, in dem die Neuentscheidung stabil ist, können wir zwischen der alten Skriptentscheidung und der getroffenen Neuentscheidung frei wählen.

Hier zwei Beispiele für einschränkende Skriptentscheidungen, die in der Kindheit richtig und überlebenswichtig waren, aber im Erwachsenenalter krank machten:

Ein kleiner Junge fühlte sich seit der Geburt der jüngeren Schwester zurückgesetzt. Als er einmal nach dem Genuss von leckerem Eis Bauchweh bekam, kümmerte sich seine Mutter wieder liebevoll um ihn und pflegte ihn. Beim nächsten Bauchweh beobachtete er das Gleiche. Daraus schloss er: »Wenn ich Bauchweh habe, kümmert sich meine Mutter um mich und ich erhalte wieder ihre Nähe und ihre fürsorgliche Zuwendung.« Diese Strategie, die damals gut für ihn war, vergaß der Kleine aber im Laufe der Zeit. Als erwachsener Mann wird er häufig krank, wenn er das Gefühl hat, dass er nicht im Mittelpunkt steht oder keine Zuwendung erhält. Seine damalige Skriptentscheidung war: »Ich muss krank werden, damit ich das bekomme, was ich brauche.«

Als der Junge erlebte, dass seine Mutter sich um die Schwester kümmern musste, verstand er dies wie eine Skriptbotschaft im Sinne von »Du bist nicht wichtig, deine Schwester ist wichtiger«. An Skriptentscheidungen kann man sich als Erwachsener häufig nicht mehr erinnern. Sie können aber die Ursache für Erkrankungen sein. Bei diesem Jungen handelte es sich um eine Skriptentscheidung, die dazu führte, dass er krankheitsbedingt öfter in der Schule fehlte und als Erwachsener chronisch krank wurde.

Das Skript in der Transaktionsanalyse

Das Skript wird auch als unbewusster Lebensplan bezeichnet. Es ist wie ein Drehbuch mit einem Anfangsteil (Entstehung), mehreren Akten (Wiederholungen) und einem Ende (Glück, Krankheit).

Eric Berne definiert das Skript als einen fortlaufenden Plan, der sich unter starkem elterlichem Einfluss aufgrund von Prägungen, Botschaften und Zuschreibungen ausbildet. Die Botschaften von Eltern oder anderen Autoritätspersonen, die wir in der Kindheit empfingen, waren diesen Autoritätspersonen in der Regel nicht bewusst. Diese Skriptbotschaften können förderlich, im Sinne von Erlaubnissen und Ermutigungen, oder auch einschränkend, im Sinne von Verboten und strengen Anweisungen, sein.

In meiner Praxis erlebe ich bei Patienten immer wieder bestimmte Skriptentscheidungen, die sich negativ auf die Gesundheit auswirken:

- Ich muss schnell groß werden und vernünftig sein. (Meine Eltern sind überfordert, ich muss helfen.)
- Ich bin verantwortlich, kein Kind mehr. (Ich muss mich immer um meine jüngeren Geschwister kümmern.)
- Ich bin nicht in Ordnung, so wie ich bin. (Mutter sagt: Du bist zu laut. Kind: Mit mir stimmt etwas nicht!)
- Ich fühle nicht, was ich fühle. (Gefühle sind nicht auszuhalten, ich wurde geschlagen und musste ruhig sein.)
- Andere sind wichtiger als ich. Meine Bedürfnisse sind unwichtig. (Andere werden beachtet, ich nicht.)
- Ich darf nicht gesund sein. (In unserer Familie wird man nicht ernst genommen, wenn man gesund ist.)
- Ich gehöre nicht dazu. Ich bin anders als andere.
- Nähe ist gefährlich.
- Ich bin dumm, ich kann nicht denken.
- Nie versteht mich jemand.
- Ich darf meinen Körper nicht mögen. Ich darf nicht sexuell sein.
- Ich bin etwas Besonderes und muss etwas Besonderes leisten.
- Ich war nicht gewollt. Ich bin eine Last und darf nicht leben.

Lebensbuch – Rollenbuch – Skript

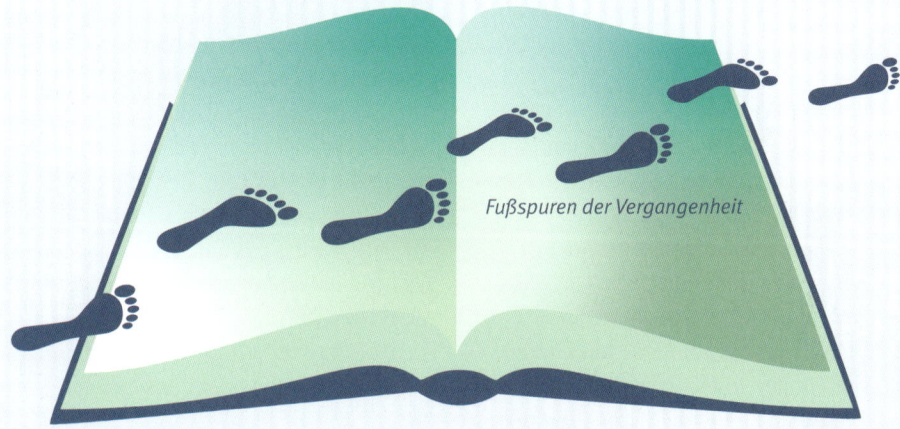

Fußspuren der Vergangenheit

Nach welchem **Rollenbuch** lebe ich mein Leben?

⬥ Der unbewusste Lebensplan

- Ich vertraue niemandem. Ich vertraue auch mir nicht.
- Ich vertraue meinem Körper nicht.

Neben den beschriebenen einschränkenden Skriptbotschaften gibt es auch förderliche Skriptbotschaften, die sogenannten Erlaubnisse. Auch diese werden unbewusst und meist nonverbal gegeben. Eltern freuen sich über ihre Kinder (aus dem Kind-Ich). Sie strahlen die Kinder an, zeigen ihnen ihre Freude über ihr Dasein und ermutigen sie.

Die Kinder ziehen daraus ebenfalls Schlussfolgerungen und treffen Entscheidungen:
- Ich darf sein, darf leben.
- Ich darf so sein, wie ich bin.
- Ich darf denken und fühlen.
- Ich darf mir und meinem Körper vertrauen.
- Ich darf anderen vertrauen.

Fazit: Das Lebensskript kann sich hilfreich oder schädigend auswirken.

Die folgende Grafik zeigt, wie die elterlichen Skriptbotschaften und die Antreiber von den Eltern an das Kind gegeben werden.

Die Skriptbotschaften werden schon früh, nonverbal oder auch atmosphärisch, vom Eltern-Ich der Eltern übermittelt. Das Kind versucht, diese Skriptbotschaften zu verstehen, und kommt, besonders in wiederkehrenden Situationen, zu bestimmten Schlussfolgerungen und Skriptentscheidungen. Diese beinhalten Entscheidungen über sich selbst, über die anderen (Bezugspersonen) und über die Welt. Skriptentscheidungen sind Überlebensentscheidungen, die helfen, lebensnotwendige Zuwendung zu erhalten oder/und unangenehme Situationen und Bestrafungen zu vermeiden. In der Kindheit waren die Skriptentscheidungen deshalb überlebenswichtig, weil sie als Strategie für die Bewältigung der damaligen Lebensumstände und Situationen gewählt wurden: »Wie muss ich sein, um in einer Welt wie dieser mit den für mich wichtigen Menschen (Bezugspersonen) klarzukommen?« Diese frühen Skriptentscheidungen begleiten uns im Verlauf des Lebens.

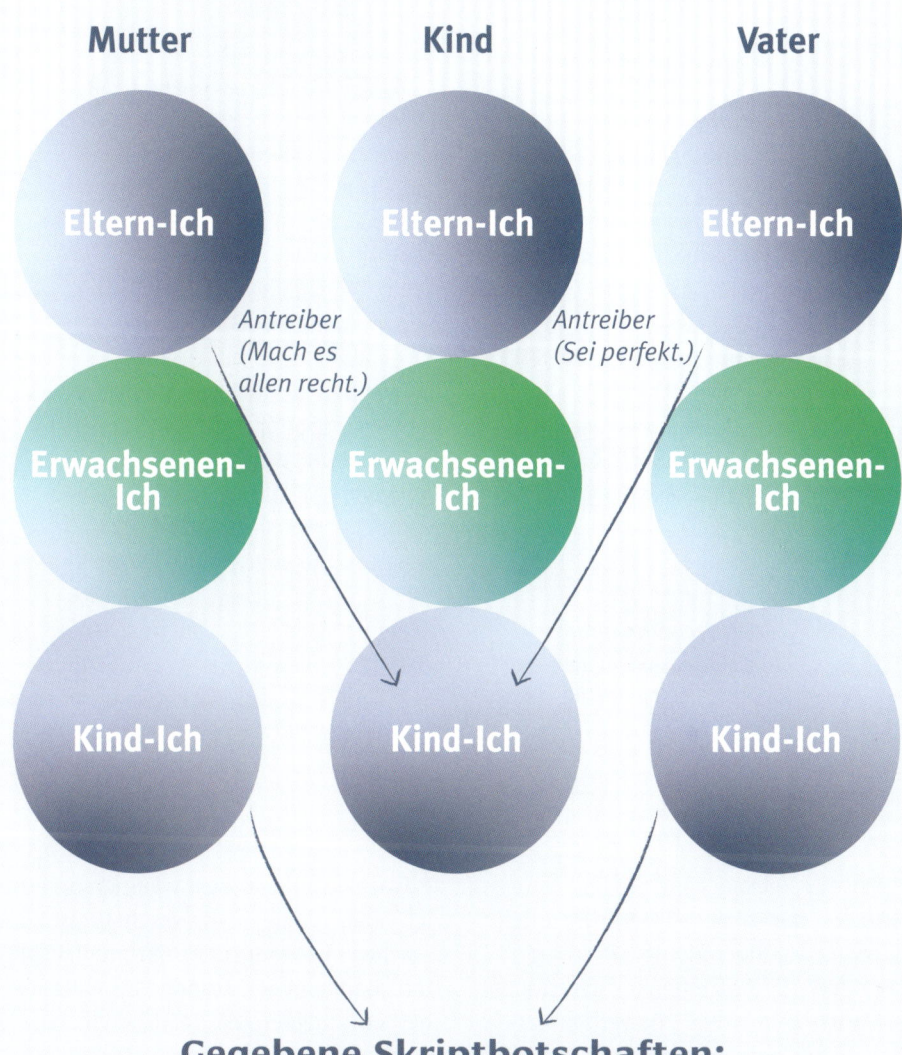

Modell (abgewandelt) nach: Stan Woollams in Barnes, Graham et al.: Transaktionsanalyse seit Eric Berne. Bd. 3, Berlin: Institut für Kommunikationstherapie, 1980.

Reflexionsübung

- Können Sie sich erinnern, welche Skriptbotschaften Ihre Mutter Ihnen gegeben hat?
- Können Sie sich erinnern, welche Skriptbotschaften Ihr Vater Ihnen gegeben hat?
- Wo spüren Sie diese Skriptbotschaften heute noch in Ihrem Körper?
- Wie wirken sich diese Skriptbotschaften in Ihrem Leben aus?
- Welche Gefühle haben Sie, wenn Sie sich an diese Skriptbotschaften erinnern?
- Was denken Sie heute über diese Skriptbotschaften?
- Haben Sie ähnliche Skriptbotschaften an Ihre Kinder weitergegeben?

Eventuell können Sie sich an Ihre Skriptbotschaften in einer tiefen Entspannungssituation erinnern. Machen Sie es sich gemütlich, hören Sie beruhigende Musik oder genießen Sie die Stille. Fangen Sie an, sich an Ereignisse aus Ihrer Kindheit zu erinnern und diese aufzuschreiben.
Eine andere Möglichkeit ist, sich an alte Sprichwörter, die bei Ihnen zu Hause gesagt wurden, zu erinnern und herauszufinden, ob Sie diesen Sprichwörtern – im Sinne von Skriptbotschaften – folgen.
Sie können auch an ein Ereignis denken, das Sie in letzter Zeit beschäftigt hat. Ist dieses Ereignis »typisch« für Sie? Fühlen Sie sich nach dem Ereignis auf »vertraute« Weise schlecht? Passt das zu einem Muster in Ihrem Leben?

Das zweite Beispiel handelt von einem Mädchen, das sexuelle Übergriffe durch einen Verwandten erlebte. Sie ertrug das, ohne sich jemandem anzuvertrauen. Heute ist sie in dritter Ehe verheiratet und erzählt, dass sich ihre Eheprobleme, bezogen auf Nähe und Sexualität, wiederholen. In der Therapie zeigte sich deutlich die damalige Skriptentscheidung: »Nie mehr werde ich einem Mann vertrauen. Zu viel Nähe ist für mich gefährlich.« Die zugrunde liegende Skriptbotschaft war: »Tu das, was ich von dir erwarte«, (du bist nicht wichtig, sondern ich) und: »Fühle nicht, was du fühlst.« Solche einschränkenden Skriptbotschaften können über Gesundheit und Krankheit entscheiden. Das Mädchen hatte entschieden: »Ich vertraue niemandem mehr.« Das führte zu Resignation und Hoffnungslosigkeit bis hin zu depressiven Verstimmungen. Die schlimmste einschränkende Skriptbotschaft ist meines Erachtens: »Sei nicht, existiere nicht.« Wenn auf dieser Grundlage die Skriptentscheidung »Eigentlich darf ich nicht sein« getroffen wird, droht die große Gefahr, dass eine Depression, Selbstmordgedanken oder andere lebensbedrohende Erkrankungen entstehen.

Im Laufe des Lebens treffen wir aufgrund von wichtigen Ereignissen oder Traumata zusätzliche Skriptentscheidungen. Diese sind aber besser zugänglich, da sie im Jugend- oder Erwachsenenalter getroffen und daher leichter erinnert werden können. Damit Sie Ihrem eigenen Lebensskript auf die Spur kommen, gebe ich Ihnen einige Anregungen in der Reflexionsübung (S. 124).

Ausstieg aus den schädigenden Skriptentscheidungen

Damit aus den einschränkenden Skriptentscheidungen ein gutes Selbstwertgefühl und Gesundheit entstehen kann, bedarf es einer Skriptänderung, einer neuen Entscheidung und einer Erlaubnis, das eigene einschränkende Skript umzuschreiben.

Hier ein Beispiel für die heilende Wirkung einer Skriptneuentscheidung aus meiner Praxis.

Charlotte D.

>> *Als Charlotte D. meine Praxis aufsuchte, redete sie in den ersten Sitzungen kaum. Ich sagte ihr, dass wir nur zusammenarbeiten könnten, wenn sie auch mit mir spreche. Sie antwortete darauf unter Tränen, dass ich ihr ja ohnehin nicht glauben würde. Ich ermutigte sie, mir ihre Geschichte zu erzählen:*

Charlotte wuchs in einer Familie auf, in der es wenig Anerkennung gab. Sie bekam nur Anerkennung, wenn sie brav war und sich anpasste. Ihr Vater arbeitete tagsüber lang und hart. Nach Feierabend genehmigte er sich mehrere Flaschen Bier. Meist kam es danach zu Auseinandersetzungen. Charlotte bekam mit, wie ihr Vater ihre Mutter nach vermehrtem Alkoholkonsum regelmäßig schlug. Einmal eskalierte die Auseinandersetzung so stark, dass ihre Mutter nach mehreren Schlägen des Vaters eine Treppe hinunterfiel und mit Knochenbrüchen in ein Krankenhaus eingeliefert werden musste. Als der Krankenwagen kam, nahm ihre Mutter ihr das Versprechen ab, allen zu sagen, sie sei gestolpert und dadurch die Treppe hinuntergefallen.

Von da an traute Charlotte ihrer eigenen Wahrnehmung nicht mehr. Sie beschloss unbewusst: »Ich bin wohl verrückt.« (Skriptbotschaft: »Denke nicht und fühle nicht, was du fühlst.«) Sie gehorchte ihrem Vater und tat alles für ihn. (Skriptbotschaft: »Sei kein Kind. Pass dich an.«) Charlotte lernte, bei den Alkoholexzessen des Vaters in eine andere Welt zu flüchten. Diese Welt war schön und nicht bedrohlich. Dieses Flüchten in ihre andere Welt automatisierte sich so stark, dass Charlotte sich immer auffälliger verhielt. Sie wurde daraufhin in eine psychiatrische Klinik eingeliefert. In der Klinik tauchte sie noch weiter in ihre eigene Welt ein. Sie sprach laut mit »Objekten« (Blumen, Bäumen, Pflanzen, Bildern) und es wurde deswegen eine Schizophrenie diagnostiziert.

Ich erklärte Charlotte, dass ihre Flucht in eine andere Wirklichkeit damals eine gute Überlebensstrategie gewesen war. Als sie dies akzeptiert hatte, fing sie langsam an, ihren eigenen Wahrnehmungen und ihren Gefühlen wieder zu vertrauen. Bei Unsicherheiten begann sie, ihre engen Freunde zu fragen: »Habt ihr das auch so wahrgenommen?« Mit jeder Bestätigung wuchs ihr eigenes Selbstvertrauen. Sie wurde sich ihrer Skriptentscheidungen bewusst und begann diese zu verstehen und zu hinterfragen. Nach und nach traf sie neue Entscheidungen für ihr Leben: Aus einem »Ich bin verrückt« wurde ein »Ich traue meiner Wahrnehmung«. Aus einem »Ich kann nicht denken« wurde ein klares Nachfragen aus dem Erwachsenen-Ich, wenn sie etwas nicht verstand. Aus ihrer Entscheidung »Ich fühle nichts, wenn etwas Schreckliches passiert« wurde ein »Auch unangenehme Gefühle darf ich fühlen. Sie bringen mich nicht um«. Aus der frühen Skriptentscheidung »Ich bin nicht gesund« wurde ein »Ich lebe mein Leben und genieße es«. Der therapeutische Prozess war intensiver, als ich das hier beschreiben kann. Charlotte lernte, ihre echten Gefühle zu fühlen, und lebte keine Ersatzgefühle (siehe S. 127) mehr. Wenn sie wütend war, zeigte sie dies in angemessener Weise, statt wie früher in Tränen auszubrechen. Früher hatte sie unbewusst Wut mit Trauer verwechselt und war dadurch irritiert gewesen, da ihr Gefühl nicht stimmig war. ◂

Unsere unterschiedlichen Gefühle

Wir haben Grund- oder Originalgefühle (echte Gefühle). Diese sind: Wut, Freude, Trauer, Angst, Schmerz, Ekel, Scham und sexuelle Gefühle. Daneben gibt es auch Ersatzgefühle.

Gefühle sind Reaktionen auf unsere Gedanken, auf unseren Körper und auf bewegende Ereignisse. Sie sind wichtig, da sie sich entfalten möchten. Sie vermitteln unserem Bewusstsein unsere Grundbedürfnisse. Sie sind für unser Leben förderlich.

Unsere echten, authentisch gelebten Gefühle kommen und gehen. Sie sind kurzlebig. Sie sind nicht von den getroffenen Skriptentscheidungen abhängig. Die Originalgefühle beziehen sich meist auf die Situation, in der sie entstehen. Sie sind eindeutig und authentisch.

Angst ist ein Originalgefühl, wenn es sich auf die Gegenwart und Zukunft bezieht. Viele Patienten äußern, dass sie Angst vor einer anwesenden Person, Angst vor der Prüfung oder der Vorstellung für den neuen Job haben etc. Angst zeigt sich in Bezug auf etwas, das noch nicht eingetreten ist, das sich auf die Zukunft bezieht. Wut ist als Originalgefühl im Hier und Jetzt. Die Wut ist gerade gegenwärtig, auf eine Situation bezogen. Trauer ist ein Gefühl in Bezug auf ein Ereignis, das in der Vergangenheit vorgefallen ist. Freude kann als Vorfreude in der Zukunft, in der Gegenwart und in der Vergangenheit als Originalgefühl erlebt werden. Daneben gibt es noch Schmerz, Ekel, Scham und sexuelle Gefühle als Originalgefühle.

Ersatzgefühle sind unechte Gefühle. Sie sind auch für einen erfahrenen Berater oder Psychotherapeuten oft nicht auf Anhieb zu erkennen. Sie basieren auf lang zurückliegenden Entscheidungen in der frühen Kindheit. Bestimmte Gefühle durften früher nicht gefühlt werden, sodass stattdessen andere Gefühle gelebt wurden, die akzeptiert waren, die sogenannten Ersatzgefühle. Man könnte auch sagen, dass Ersatzgefühle falsch erlernte Gefühle sind. Wenn eine Autoritätsperson einem Kind sagt: »Du bist nicht wütend, sondern nur müde«, dann kann es sein, dass jedes Mal, wenn diese Person wütend ist, sich eine »bleierne« Müdigkeit einstellt. Ersatzgefühle werden allerdings wie Originalgefühle wahrgenommen, da der Unterschied dem Betroffenen nicht klar ist. Ersatzbedürfnisse folgen den Ersatzgefühlen. Müdigkeit kann ein Ersatzgefühl sein für nicht ausgelebte Wut. Man geht lieber schlafen.

Leider ist die Unterscheidung zwischen den Grund- oder Originalgefühlen und den Ersatzgefühlen nicht immer so einfach. Bei vielen Frauen ist es z. B. so, dass sie selten ihre Wut äußern, sie »ersetzen« diese durch Weinen. Aber vor Wut weinen ist nicht authentisch. Männer wiederum »ersetzen« oftmals Trauer durch Wut, Aggressivität oder auch Rückzug. Wie diese Gefühle ersetzt werden, ist individuell und hängt von den getroffenen Skriptentscheidungen ab. Bei Frauen wird Wut von der Gesellschaft nicht toleriert. Wenn Frauen wütend sind, werden sie schnell als hysterisch und »zu emotional« abgestempelt. Weinen wird eher toleriert. Weinen bzw. Trauer ist in diesem Fall das Ersatzgefühl für Wut. Männer dagegen »dürfen« nicht weinen.

Sie sind dann »Weicheier, Warmduscher«. Wut oder Aggression werden jedoch akzeptiert. In diesem Fall ist Wut bzw. Aggression das Ersatzgefühl für Trauer.

Ersatzgefühle erhalten sich unendlich lange. Sie sind der Situation nicht angemessen und meist übertrieben. Sie lösen das Problem nicht, sondern verstärken es. Sie führen nicht zum Handeln, sondern ersetzen das Handeln. Sie sind Selbstläufer geworden. Sie wirken nach außen oft unecht oder sogar manipulativ. Auch eine Depression kann ein Ersatz für unterdrückte, ungelebte Trauer oder Wut sein.

Wenn Grundgefühle, besonders Wut, unangemessen ausgedrückt werden, schadet die Person sich selbst und anderen. Die Art und Weise, wie Gefühle ausgedrückt werden, trägt entscheidend dazu bei, ob man krank oder gesund bleibt. Unterdrückte Gefühle können sich in körperlichen Symptomen zeigen, wie z. B.

Reflexionsübung

- Welche Gefühle äußern Sie bevorzugt?
- Welche Gefühle unterdrücken Sie?
- Welche Gefühle würden Sie gerne mehr äußern?
- Was hindert Sie, diese Gefühle zu äußern?
- Ersetzen Sie ein Gefühl durch ein anderes?

Magenschmerzen, Schwindel, Herzrasen, hoher Blutdruck etc.

Es gibt auch noch übernommene Gefühle. Diese haben wir unbewusst von unseren Eltern oder anderen Autoritätspersonen übernommen. Ein Beispiel: Eine Patientin erzählte mir, dass ihre Mutter zu Weihnachten immer traurig war. Irgendwann ist ihr aufgefallen, dass sie zu Weihnachten ebenfalls traurig wurde, ohne dass es dafür einen erkennbaren Grund gab. Sie erinnerte sich aber an die Gefühle ihrer Mutter.

Zu einem weiteren Ausstieg aus einschränkenden Skriptentscheidungen gehören auch die Grund- oder Lebenspositionen.

Die Grund- oder Lebenspositionen

In der Transaktionsanalyse sind die Grund- oder Lebenspositionen Überzeugungen, die jemand von sich selbst und seinen Mitmenschen hat.

Die Grund- und Lebenspositionen sagen etwas darüber aus, wie wir uns selbst sehen und uns im Vergleich zu anderen einschätzen. Dies kann zu verschiedenen Zeiten unterschiedlich sein. In welcher Grundposition wir uns wiederfinden, haben wir meist schon in unserer Kindheit (bis zum dritten Lebensjahr) entschieden. Schon früh in unserem Leben schätzen wir ein, was wir wert sind. Dies geschieht auf der Basis unserer früheren Erfahrungen mit Bezugspersonen und der Zuwendung sowie der Wertschätzung, die wir von anderen erfahren. Jeder von uns hat in diesem Alter schon zahlreiche Erfolge und unvermeidliche Misserfolge gehabt. Wenn z. B. eine Mutter beherrschend, kontrollierend, überfürsorglich oder rechthaberisch ist, wird das Kind die Grundposition »Du bist okay, ich bin nicht okay« entwickeln.

Es werden vier solcher Grundpositionen unterschieden, wobei wichtig ist, dass diese Haltung nicht auf das Individuum selbst beschränkt ist, sondern dass Mitmenschen als Gegenüber miteinbezogen werden. Daher können diese vier Positionen anderen gegenüber eingenommen werden. Zu beachten ist, dass diese Positionen schnell wechseln können. Jede Person hat auch hier die eigene bevorzugte Lieblingsposition.

1. »Ich bin okay, du bist okay.« Mit dieser Grundeinstellung billigen wir uns selbst sowie auch den anderen Wertschätzung und Wichtigkeit zu. Ein Mensch, der diese Position innehat, akzeptiert,

Die Grund- oder Lebenspositionen

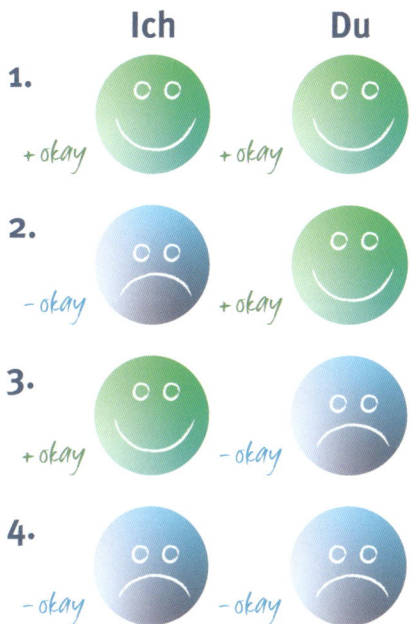

▲ Aufstellung von Grundpositionen

dass andere anders sind. Er würde bei bestehenden Unstimmigkeiten das Verhalten, nicht aber den Wert der Person kritisieren. Diese Grundposition aus dem Erwachsenen-Ich ist erstrebenswert. Sie führt zu Flexibilität und Kooperationsfähigkeit.

2. »Ich bin nicht okay, du bist okay.« Menschen mit dieser Grundposition reagieren meist aus dem überangepassten Kind-Ich. Sie leiden häufig an einer depressiven Grundeinstellung und haben Minderwertigkeitsgefühle, sind tieftraurig oder hegen sogar Selbstmordgedanken. Sie klagen sehr viel, ziehen sich öfter zurück oder klammern sich an jemanden, dessen Wert sie meist überschätzen.

3. »Ich bin okay, du bist nicht okay.« Bei dieser Grundeinstellung sind Menschen stets bemüht, anderen gegenüber überlegen zu bleiben. Die anderen werden für das eigene Unglück verantwortlich gemacht. Diese Grundposition zeigt sich im Eltern-Ich (negativ kritisch oder negativ fürsorglich). Diese Menschen werden dann entweder als arrogant und überheblich oder auch als ausgesprochen »überhilfsbereit« und »überfürsorglich« erlebt.

4. »Ich bin nicht okay, du bist nicht okay.« Bei dieser Grundposition erleben Menschen weder bei sich selbst oder bei anderen irgendetwas als wertvoll. Das Gefühl der Sinnlosigkeit ist manchmal für andere nicht erkennbar. In Stresssituationen zeigt sich dies aber dann überdeutlich und diese Menschen erleben, wie das Gefühl der Hoffnungslosigkeit alles überdeckt.

Die Festlegung der Grundpositionen kann, falls nötig, geändert werden. Dies geschieht durch die Einsicht in unser Lebensskript, da unser gesamtes Skript darauf ausgerichtet ist, eine Grundposition immer wieder zu verfestigen.

Jeder von uns bevorzugt eine »Lieblingsposition«. Diese haben wir in der Kindheit für uns festgelegt. Hierbei erleben wir die Sicherheit, die uns früher lebensnotwendig erschien. Wir reagieren, um unsere bevorzugte Position zu festigen, aus den entsprechenden Ich-Zuständen. Daraus folgen passende Kommunikationsformen, Denk- und Gefühlsmuster.

Alles in allem bilden die Grundpositionen einen großen Teil der Basis aller Entscheidungen, die im Rahmen des Lebensskriptes getroffen werden. Nochmals sei erwähnt, dass ein Kind bereits mit etwa drei Jahren die Grundposition festgelegt hat, noch bevor sein Lebensskript vollständig ausgebildet ist.

Wie funktioniert das mit den Neuentscheidungen?

Die Neuentscheidungstherapie wurde von dem Ehepaar Mary & Bob Goulding 1979 entwickelt. Die Gouldings haben Elemente der Transaktionsanalyse mit Anteilen aus der Gestalttherapie kombiniert. In der späteren Entwicklung dieser Therapiemethode wurde die Arbeit mit Fantasien und assoziativen Bildern hinzugenommen.

Ziel der Neuentscheidungstherapie ist es, die ursprünglichen hinderlichen Skriptentscheidungen und Glaubenssätze aus der Vergangenheit herauszufinden und durch neue Entscheidungen für das derzeitige Leben bewusst zu korrigieren. Kurz gesagt: In der Neuentscheidungstherapie erfährt der Patient, wie die Skriptentscheidungen in der Kindheit entstanden sind. Er kann diese Skriptentscheidungen verändern. Die Neuentscheidung hilft, konkrete Kindheitserlebnisse zu bewältigen.

Nachdem herausgearbeitet wurde, welche Skriptentscheidungen getroffen wurden, wird der Therapeut den Neuentscheidungsprozess einleiten. Dazu wird der Patient angeregt, sich in einen Regressionsprozess zu begeben. Regression bedeutet, dass mithilfe des Therapeuten eine frühere typische Kindheitssituation in allen Details und Bildern erinnert wird. Es ist ein bewusstes Wiedererleben der früheren Situation mit allen Gefühlen und Körperreaktionen. Der Therapeut bietet dabei Schutz und unterbricht die Erinnerung, wenn es zu schmerzhaft für den Patienten wird, sie auszuhalten. Der Patient kann diesen Prozess ebenfalls jederzeit unterbrechen. Dies wird gemeinsam zwischen Therapeut und Patient in der Vorbereitung abgesprochen.

Bei der Arbeit mit Neuentscheidungen inszenieren Klient und Therapeut eine Situation – ähnlich einem Bühnenstück. Es könnte sich dabei um Folgendes handeln:
- ein Erlebnis aus der Kindheit,
- ein frei erfundenes, imaginiertes Ereignis oder
- eine beliebige Kombination aus beiden.

Dazu kann sich der Patient in die Kindheit zurückträumen oder sich einen Kindheitsfilm auf einer vorgestellten Leinwand ansehen. Wichtig ist, dass eine alte markante Kindheitsszene wiederbelebt wird.

Hier ein Beispiel für meine Vorgehensweise: Ich fordere den Patienten auf, die Augen zu schließen und die Eltern oder andere Autoritätspersonen, um die es geht, zu visualisieren. In der auftauchenden frühkindlichen Szene wird die Ursprungssituation entdeckt, in der die Skriptentscheidung getroffen wurde. Der Patient wird aufgefordert, mit den Gefühlen und Verhaltensweisen so zu reagieren, wie er sich damals gefühlt hat. Nach meiner Erfahrung geschieht das fast immer, wenn die Szene auftaucht. Auf diese Weise werden die Skriptbotschaft und die Skriptentscheidung identifiziert. Bei der Erinnerung der Entstehungssituation der Skriptbotschaft kann der Patient in der regressiven Arbeit mit dem Therapeuten die ursprüngliche Skriptbotschaft auch ablehnen. Er kann auch eine neue Entscheidung zu dieser Skriptbotschaft treffen. Dies wirkt sich befreiend auf das weitere Leben aus und ist förderlich für die Genesung von bestehenden Krankheiten. Manche meiner Patienten hängen sich ihre neu entschiedenen Erlaubnissätze an den Kühlschrank oder über das Bett, damit sie sich ständig daran erinnern können.

Ludwig B.

>> *Von seinem Vater hat Ludwig B. die Botschaft bekommen: »Arbeite hart! Leiste etwas!« Sein Antreiber ist: »Streng dich an.« Sein Kind-Ich protestiert gegen die Botschaft und Ludwig »versemmelt« sein Abitur, um unbewusst dagegen zu rebellieren. Als sein Vater mit Gleichgültigkeit auf das durchgefallene Abitur reagiert, steuert Ludwig in die Gegenrichtung. Er schafft die Wiederholung seines Abiturs mit 1,2 und studiert Informationstechnik. Er bekommt eine gut bezahlte Anstellung, in der er durch seine Leistung schnell Karriere macht. Ludwig arbeitet ununterbrochen und fühlt sich bald nur noch erschöpft. Er bekommt von seinem Unternehmen ein persönliches Coaching bezahlt. Er trifft in der Coaching-Sitzung die Entscheidung, weniger zu schuften und sich mehr Freizeit zu gönnen.*

Zwei Jahre später wird Ludwig depressiv und sucht mich in meiner Praxis auf. Ihm wird in unserer Arbeit klar, dass sein Chef ihn immer »irgendwie« an seinen Vater erinnert. Wir erarbeiten die dem Antreiber »Streng dich an« zugrunde liegende Skriptentscheidung, die lautet: »Existiere nicht, es sei denn, du arbeitest hart!« Er traf diese Entscheidung mit acht Jahren. Er hatte zu dieser Zeit an der Tür gelauscht, als seine Eltern sich mit ihrem

Besuch unterhielten. Er hörte sie den Satz sagen: »Unser Ludwig war gar nicht mehr geplant.« Daraufhin beschloss er in seinem kindlichen Denken: Wenn ich nicht geplant war, dann zeige ich es allen und werde groß und berühmt.« Durch das Coaching bei seinem Unternehmen lernte er, nicht mehr so viel zu arbeiten. Das löste einen unbewussten Konflikt mit der früheren Skriptentscheidung aus: Wenn er sich jetzt mehr Freizeit gönnt und nicht mehr so hart arbeitet, dann hat er keine Existenzberechtigung mehr. In unserer therapeutischen Arbeit wurde die alte Entscheidung revidiert und eine Neuentscheidung getroffen: »Ich habe eine Existenzberechtigung und darf leben.« Erst danach begannen wir, sein Antreiberverhalten zu reduzieren. Sein Problem wurde auf der ursächlichen Ebene gelöst.

Ich differenziere zwischen einer Entscheidung, die vom Erwachsenen-Ich getroffen wird, und einer Neu-Entscheidung, die vom »kleinen Professor« getroffen wird. Der kleine Professor ist die Instanz in uns, die es gut mit uns meint und früher die Überlebensstrategien entwarf. Deshalb arbeitet man in der Therapie wieder mit dem kleinen Professor, um neue Lebensentscheidungen zu treffen. Eine Entscheidung ist eine Verstandesentscheidung aus dem Erwachsenen-Ich. Eine Neuentscheidung geht tiefer, sie ist emotionaler und wird vom kleinen Professor getroffen. Der Patient befindet sich während der Regression in dieser Szene, erlebt frühere Gefühle, statt nur darüber zu reden.

Bei einer Neuentscheidung hören übrigens die verinnerlichten Eltern bzw. Autoritätspersonen mit! Sie sind meistens mit der getroffenen Neuentscheidung zufrieden. Psychotherapeutisch gilt eine Neuentscheidung dann als abgeschlossen, wenn die gewünschten Veränderungen vollzogen und aufrechterhalten werden.

Eine Skriptentscheidung kann auch später durch ein aktuelles Ereignis, z.B. durch ein Trauma (Verkehrsunfall, Überfall), entstehen. Die Neuentscheidung wird in diesem Fall genauso wie bei Skriptentscheidungen der Kindheit erarbeitet.

Die Gouldings beschreiben in ihrem Buch »Neuentscheidung« Folgendes:
- Kinder erfinden selber Zusammenhänge.
- Kinder missverstehen oft, was in ihrem Umfeld passiert.
- Kinder entwerfen dabei ihre eigenen unbewussten Skriptbotschaften.

> *In der Neuentscheidung erfährt der Patient den kindlichen Anteil des Selbst, genießt seine kindlichen Eigenschaften und schafft Phantasieszenen, in denen er ohne Gefahr jene einengenden Entscheidungen aufgeben kann, die er in der Kindheit traf. Er wiederholt und durchlebt die Szene aus der Kindheit, so wie er sie haben möchte.*[7]

Rüdiger Rogoll, einer der ersten praktizierenden Transaktionsanalytiker in Deutschland, schreibt:

> *Sie [die Skriptbotschaften, G. F.] werden in den seltensten Fällen wörtlich ausgesprochen, vielmehr werden sie von dem Kind aus den wortlosen Handlungen, Blicken und vor allem der Mimik seiner Eltern ihm gegenüber erschlossen.*[8]

Deshalb jetzt meine Bitte an alle Eltern:
- Bekommen Sie jetzt keine Schuldgefühle, weil Sie meinen, Ihre Kinder seien nicht gut geraten.
- Bitte bedenken Sie: Die Skriptentstehung ist ein multifaktorielles Geschehen.
- Kinder, vor allem kleine Kinder, neigen dazu, alles was um sie herum geschieht, auf sich zu beziehen. Das gilt für positive Erlebnisse ebenso wie für negative Ereignisse.
- Kinder erstellen ihren Lebensplan selbst.
- Unterstützen Sie Ihre Kinder darin, sich zu äußern und Fragen zu stellen.

Ludwig hörte von den Eltern, dass er nicht geplant war. Er schloss aus dem Satz der Eltern, dass er nicht willkommen war. Er zog einen Fehlschluss aus dem Gehörten. Dass er nicht willkommen war, haben seine Eltern niemals gesagt.

Das »Drama-Dreieck«

Das Drama-Dreieck ist ein Konzept für die Beschreibung konflikthafter Beziehungsmuster. Es wurde von dem Transaktionsanalytiker Stephen Karpmann entwickelt. Grafisch wird es folgendermaßen dargestellt: Ein Dreieck, wie Sie es als »Achtung«-Schild im Straßenverkehr finden, z. B. bei »Vorfahrt achten«.

Das Drama-Dreieck zeichnet sich durch drei Rollen aus: Retter, Opfer und Verfolger. Die Pfeile in der Abbildung auf S. 136 zeigen an, dass jeder jede Rolle im Drama-Dreieck einnehmen kann. Die drei Rollen und damit auch die Ich-Zustände können schnell gewechselt werden.

Es gibt auch hier meist eine bevorzugte Rolle. Diese Lieblingsrolle hängt mit den in der Kindheit getroffenen Skriptentscheidungen zusammen. Alle im Drama-Dreieck Beteiligten brauchen sich gegenseitig, um das »Drama« zu inszenieren. Das Drama beginnt häufig mit einer Kränkung oder einer Abwertung. Dann beginnt der unaufhaltsame Verlauf, der sehr dynamisch sein kann.

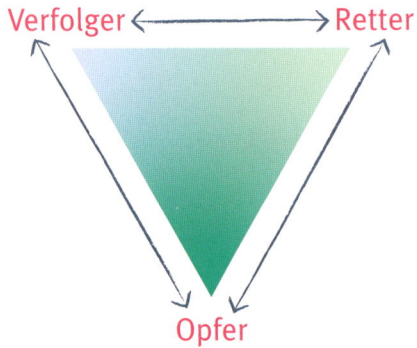

⬆ Das Drama-Dreieck in der Transaktionsanalyse

In der Retterrolle ist jemand, der immer retten will. Vielleicht hat diese Person auch einen rettenden Beruf. Retter beginnen unaufgefordert (auch im privaten Bereich), Ratschläge zu erteilen, und haben immer die Idee, dass sie anderen helfen müssen. Der Retter reagiert aus dem negativ fürsorglichen Eltern-Ich, indem er zeigt, dass er überlegen ist. Er bevormundet andere und bringt sie in Abhängigkeit. Er nimmt leicht Einladungen an, welche aus der Opferrolle kommen.

In der Opferrolle befindet sich jemand, der sich immer hilflos oder ungerecht behandelt fühlt. Andere bekommen immer mehr und haben immer recht. Meistens sind Personen in dieser Rolle passiv, jammern und klagen, fühlen sich unterlegen und geben anderen die Schuld an ihrem Unglück. Sie ändern aber nichts aktiv an ihrer Situation. Sie suchen sich gern einen Retter, der alles für sie erledigt, obwohl sie dies selbst könnten. Sie sind allerdings häufig mit den Lösungsvorschlägen ihres Retters unzufrieden. Opfer finden immer wieder Argumente dafür, dass etwas nicht geht oder etwas nicht passt, also das berühmte »Haar in der Suppe«. Sie agieren aus dem überangepassten oder rebellischen Kind-Ich.

Die Verfolgerrolle hat jemand inne, der sich überlegen fühlt. Er braucht das Opfer, um aktiv zu werden. Er schüchtert ein, setzt anderen zu und kritisiert permanent. In der Rolle wird aus dem negativ kritischen Eltern-Ich agiert und reagiert.

Von Thomas Kaschten, einem meiner Lehrer, habe ich eine kurze Definition der Rollen des Drama Dreiecks übernommen:

Definition Retter Jemand, der Schuldgefühle hat, wenn er nicht helfen oder retten kann. Therapeuten, Ärzte, Sozialarbeiter etc. sind eventuell anfällig für diese Rolle, wenn sie ihre Arbeit nicht reflektieren. Grundposition: »Ich bin okay, du bist nicht okay!«

Definition Opfer Jemand, der sich hilflos macht und andere dadurch manipuliert. Opfer übernehmen keine Verantwortung. Grundposition: »Ich bin nicht okay, du bist okay!«

Definition Verfolger Jemand, der bei seinen Mitmenschen unnötige Kommentare abgibt, sie herabsetzt oder sie für dumm erklärt. Grundposition: »Ich bin okay, du bist nicht okay!«

Die Dynamik des Drama-Dreiecks kann sich zwischen zwei oder mehreren Personen abspielen. Gerade dann, wenn ungefragt und ohne Vertrag »geholfen« wird, startet häufig ein »Ja, aber«-Dialog, der meist ungut endet. Kennen Sie diese Dialoge? Als Beispiel eine typische Situation eines Ehepaares. Hier wird aus der Opferrolle der Ehefrau mit den »Ja, aber«-Antworten unbewusst ein Krach inszeniert:

Ehemann »Bei deiner Erkältung solltest du ein Kopfdampfbad machen.« (Retter)

Ehefrau »Ja, aber ich vertrage den heißen Dampf nicht.« (Opfer)

Ehemann »Nimm doch ein Aspirin gegen die Erkältung.«

Ehefrau »Ja, aber die haben doch Nebenwirkungen.«

Ehemann »Dann leg dich doch hin.«

Ehefrau »Ja, aber dann kriege ich Rückenschmerzen.«

Nach einigen weiteren dieser »Ja, aber«-Antworten wird der Ehemann irgendwann wütend, und er wechselt in die Verfolgerrolle: »Dir kann man es aber auch nie recht machen.« Die Ehefrau bleibt entweder in der Opferrolle oder wechselt ebenfalls in die Verfolgerrolle: »Du immer mit deinen blöden Ratschlägen.« Damit ist der Sonntag gelaufen.

In der Transaktionsanalyse werden solche Aktionen als »psychologische Spiele« bezeichnet. Sie kennen das alle: Ein Gespräch, das ruhig und friedlich beginnt, eskaliert plötzlich und endet mit einem schlechten Gefühl für alle Beteiligten. Sie wissen gar nicht wieso und was da schiefgelaufen ist. Sie sind irritiert, dass das Gespräch so endet. Mit psychologischen Spielen ist gemeint, dass Menschen bestimmte Rollen übernehmen und sich Partner suchen, mit denen sie immer ähnliche Argumente austauschen können. Menschen laden unbewusst zu diesen Spielen ein. Das tun sie, um sich entweder die eigenen Skriptentscheidungen, die Grund- oder Lebenspositionen (Nicht-okay-Position) oder die bevorzugten Rollen innerhalb des Spieles zu bestätigen. Eric Berne beschreibt in seinem Buch »Spiele der Erwachsenen« viele unterschiedliche Spiele in der Rolle des Retters, Opfers oder Verfolgers.

Wenn Sie Beziehungsstress, Ärger im Beruf oder Konflikte mit den Kindern haben, fühlen Sie sich dann oft als »Opfer«? Kann es sein, dass Sie schnell aus der »Opfer-Rolle« in die »Verfolger-Rolle« wechseln? Suchen Sie die Schuld entweder bei sich selbst (Opfer-Rolle) oder bei anderen (Verfolger-Rolle)? Sie befinden sich damit schon mittendrin im »Drama-Dreieck«.

Das Drama-Dreieck lässt sich in vielen Situationen beobachten. Schauen Sie sich einmal eine politische Debatte an. Dort können Sie das Drama-Dreieck pur erleben. In Meetings oder Nachbarschaftsstreitigkeiten sowie in Familien finden sich immer genügend Beispiele für die ungut ablaufende Dynamik des Drama-Dreiecks.

Ich möchte Sie jetzt zu einer Reflexionsübung einladen. Bitte beantworten Sie die nebenstehenden Fragen so ehrlich wie möglich. Die Beantwortung hilft Ihnen später bei dem Ausstieg aus dem Drama-Dreieck.

Nach dem Modell der Ich-Zustände befindet sich der Retter im negativ fürsorglichen Eltern-Ich, das Opfer im negativ angepassten Kind-Ich und der Verfolger im negativ kritischen Eltern-Ich. Die Grundpositionen sind:

Retter »Ich kann mehr als du.«

Grundposition: »Ich bin okay, du bist nicht okay.«

Opfer »Ich bin hilflos, du bist besser als ich.«

Grundposition: »Ich bin nicht okay, du bist okay.«

Verfolger »Ich bin besser als du, du taugst absolut nichts.«

Grundposition: »Ich bin okay, du bist nicht okay.«

In der Abbildung auf S. 139 sehen Sie jetzt die »topografische Lage« des

Reflexionsübung

- In welcher Rolle befinden Sie sich am häufigsten: Retter, Opfer oder Verfolger?
- Welche Rolle übernehmen Sie am liebsten? (Das muss nicht dieselbe Rolle sein.)
- Welche Rolle haben Sie als Kind am liebsten übernommen?
- Welche Rollen kennen Sie aus Ihrer Familie?
- Suchen Sie immer wieder die Rolle, die ein Elternteil innehatte?
- Laden Sie gern zu »Spielen« ein?
- Nehmen Sie leicht »Spieleinladungen« an?

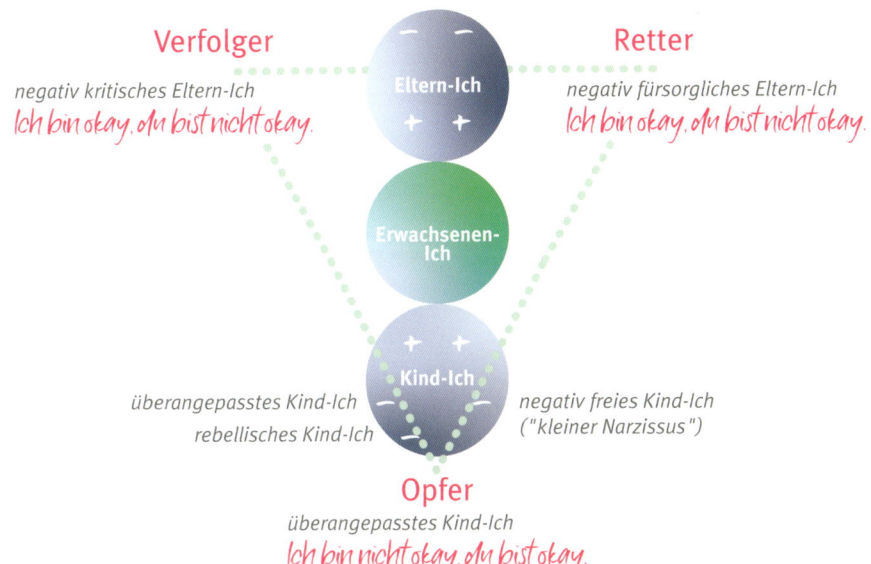

▲ Topografische Lage des Drama-Dreiecks in Kombination mit den Ich-Zuständen

Drama-Dreiecks in Kombination mit den Ich-Zuständen und den Grundpositionen.

Ich benutze das Drama-Dreieck gern, um meinen Patienten zu erklären, was eigentlich bei einem Konflikt mit allen Beteiligten passiert. Vor allem bei Mobbing kann man das Drama-Dreieck gut anwenden, um das Geschehene einzuordnen und zu verstehen. Neben anderen Ursachen entsteht Mobbing auch, wenn ein Konflikt nicht zur Zufriedenheit aller gelöst wird. Das daraus resultierende Verhalten wird in der Folge als ein persönlicher Angriff gesehen und das dramatische Dreiecksgeschehen beginnt.

Dazu ein Beispiel: Eine Patientin sucht mich in meiner Praxis auf. Sie sei völlig fertig, fühle sich von ihren Kolleginnen gemobbt und sei seit sechs Wochen arbeitsunfähig. Sie wolle nicht mehr in ihr Büro zurück und sei ziemlich verzweifelt, da sie nicht mehr wisse, wie es weitergehen solle. Ab diesem Moment fängt die Patientin an, die anderen Kolleginnen zu beschimpfen und ihren Vorgesetzten anzuklagen, dass er nichts unternehme.

An diesem Beispiel möchte ich Ihnen die Dramatik des Drama-Dreiecks bildlich darstellen. Die Patientin, nennen wir sie Frau Fies, befindet sich zuerst in der

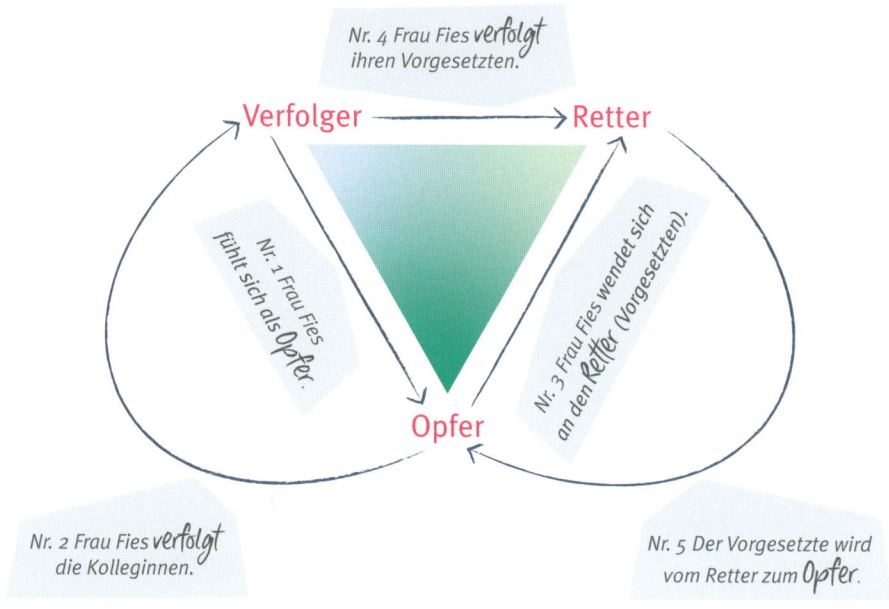

◆ Wechsel der Positionen im Drama-Dreieck von Frau Fies

Opferrolle (Pfeil Nr. 1). Sie beginnt, ihre Kolleginnen zu beschimpfen, wechselt damit in die Verfolgerrolle (Pfeil Nr. 2). Sie wendet sich an ihren Vorgesetzten, der jetzt die Retterrolle einnimmt (Pfeil Nr. 3). Der Vorgesetzte spricht mit allen Beteiligten. Alle beklagen sich bei ihm, er solle etwas ändern. Er probiert einige nicht zufriedenstellende Strategien aus. Dadurch, dass Frau Fies zu dem Vorgesetzten gegangen ist, fühlen sich die Kolleginnen von Frau Fies verfolgt. Jetzt befindet sich Frau Fies auch aus Sicht der Kolleginnen in der Verfolgerrolle (Pfeil Nr. 2). Der Vorgesetzte beruhigt Frau Fies und erwartet von ihr Kooperation. Frau Fies ist darüber verärgert. Sie geht zum Chef des Vorgesetzen und beklagt sich bei diesem über mangelnde Führungsqualitäten ihres Vorgesetzten. Damit rutscht der Vorgesetzte jetzt in die Opferrolle (Pfeil Nr. 5) und muss sich vor seinem Chef rechtfertigen.

An diesem Beispiel wird deutlich, wie sich der Kreis immer wieder schließt und die Rollen unterschiedlich besetzt werden. Dabei kann eine Person in alle Rollen wechseln. Das geschieht in Sekundenschnelle und läuft nicht bewusst ab.

Wird kein Ausstieg aus dieser Dramatik gefunden, enden diese Situationen meist in Krankheit mit langdauernder Arbeits-

Die Grund- oder Lebenspositionen 141

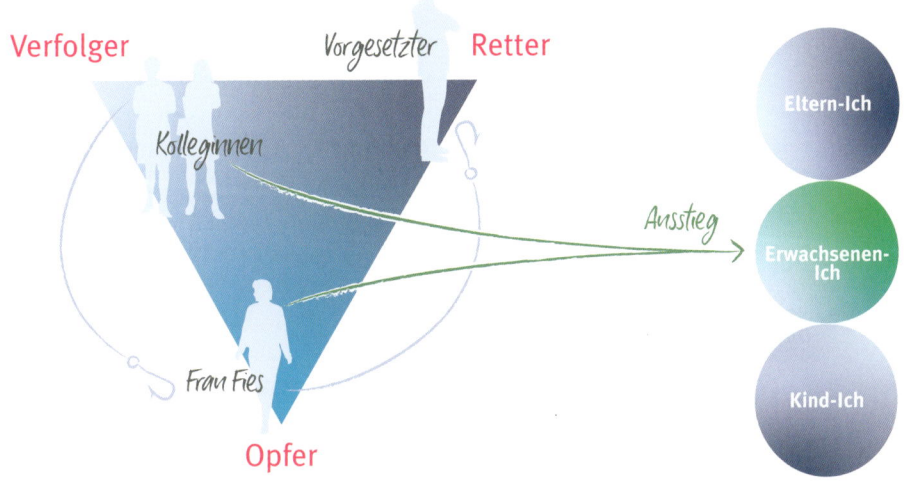

▲ Ausstieg aus dem Drama-Dreieck

unfähigkeit, einem Wechsel des Arbeitsplatzes innerhalb des Unternehmens oder einer Kündigung.

Bei Frau Fies wurde während der Beratung klar, dass sie in den letzten Jahren häufig den Arbeitsplatz gewechselt hat. Mobbing-Situationen waren bei ihr ein wiederkehrendes Muster.

Der Ausstieg aus dem Drama-Dreieck

In der transaktionsanalytischen Psychotherapie und Beratung wird die Dynamik des Drama-Dreiecks frühzeitig unterbrochen, um eine Eskalation und eine negative Bestätigung des Skriptes zu verhindern. Mit dem Drama-Dreieck können viele Menschen einen großen Teil des Lebens zubringen. Glück, Zufriedenheit und vor allem Gesundheit können damit aber nicht erreicht werden. Ganz im Gegenteil, Erkrankungen nehmen bei sich häufenden Mobbing-Situationen drastisch zu. Es treten körperliche Erkrankungen wie Magen-Darm-Erkrankungen, Herz-Kreislauf-Erkrankungen, bis hin zu Krebserkrankungen auf, aber auch psychische Erkrankungen wie Depression, Schlafstörungen, Alpträume, Ängste sowie Selbstmordgedanken. 10–20% der Selbstmorde in Deutschland stehen mit Mobbing in Zusammenhang.

Manche Patienten laden auch mich als Therapeutin mit ihren Spielmustern ein, um sich so ihr negatives Skript zu bestätigen. Um nicht selbst die Retterrolle einzunehmen, rege ich die Patienten durch gezielte Fragen zum Selbstdenken und damit zum Ausstieg an.

Jemandem, der als Folge von Mobbing an einer Erkrankung leidet, stelle ich folgende Fragen:
- Welchen inneren Dialog führen Sie, um die Erkrankung aufrecht zu erhalten?
- Welche Vorwürfe machen Sie sich?
- Können Sie vergeben, verzeihen?
- Stellen Sie unerfüllbare Bedingungen (Verfolgerrolle)?
- Möchten Sie Opfer bleiben und weiter krank sein?
- Möchten Sie für den Rest Ihres Lebens in der »Ich bin nicht okay«-Position bleiben?

Durch diese Fragen können Sie Ihren Eigenanteil an der Mobbing-Situation herausfinden. Daraus ergeben sich erste Schritte, die Sie selbst tun können, um einen Ausstieg aus der Mobbing-Situation zu finden. Auch wenn Sie die Fragen nicht beantworten, so erahnen Sie vielleicht schon die Zusammenhänge. Doch wie kommen Sie jetzt aus dem Drama-Dreieck heraus? Als Erstes: Nicht einsteigen. Doch das ist leichter gesagt als getan. Möglicherweise hilft Ihnen eine Visualisierung dazu: Stellen Sie sich vor, jemand wirft einen Köder aus. Wird der Köder ergriffen, nimmt das Drama-Dreieck den typischen Verlauf.

Hilfen für den Ausstieg:
- Wenn Sie sich unwohl fühlen, nutzen Sie Ihr Erwachsenen-Ich und fragen Sie sich innerlich: »Was läuft hier gerade?« Sie brauchen ein Bewusstsein über die Situation, weil das Drama-Dreieck unbewusst abläuft. Sie können dann unterbrechen und damit aussteigen.
- Versuchen Sie, Ihre Lieblingsrolle zu ergründen, und vermeiden Sie eine »automatische« Reaktion, die Sie auf diese Rolle festlegt.
- Erkennen Sie den Verfolger in sich? Wenn Sie in ein Thema oder eine Situation nicht persönlich involviert sind, halten Sie sich heraus.
- Erleben Sie sich oft als Opfer? Werden Sie aktiv und übernehmen Sie Verantwortung.
- Sind Sie gerne Retter? Hat Sie jemand um Hilfe gebeten? Wenn nicht, lassen Sie die Verantwortung bei Ihrem Gegenüber.
- Lehnen Sie Einladungen aus der Retter-, Opfer- oder Verfolgerrolle ab. Gehen Sie nicht an den Köder und lassen Sie sich damit ins Drama-Dreieck ziehen.
- Sagen Sie Nein zu Dingen, die Sie nicht tun möchten. Sie brauchen kein stundenlanges Gejammer Ihrer Tante am Telefon auszuhalten (Opfer), um dann aus lauter Hilflosigkeit Ratschläge zu geben (Retter).

- Haben Sie mit sich Geduld. Sie werden anfangs nicht jedes Drama-Dreieck erkennen. Nach und nach wird Ihr Blick geschärft, und es wird Ihnen immer öfter gelingen, sofort auszusteigen.

Letztendlich geht es bei allen diesen Schritten um die Übernahme von Verantwortung. Sie sollten sich für die eigenen Gefühle und das eigene Handeln verantwortlich zeigen. Solange Sie Ihre Kränkung »pflegen« und Sie einseitig Schuld zuweisen, sind Sie Teil des Drama-Dreiecks.

Es ist auch möglich, in einer Position des Drama-Dreiecks über lange Zeit zu verharren, z. B. in der Verfolgerposition. Die Reaktion beim Gegenüber wird dann ständig in ähnlicher Form ausgelöst, z. B. die Einnahme der Opferposition. Das funktioniert auch, wenn die dritte Position im Drama-Dreieck nicht besetzt wird, z. B. die Retterposition.

Bei Kränkungen und Verletzungen ist es gut, sich trösten zu lassen, statt in eine andere Position des Drama-Dreiecks zu wechseln.

Die Fähigkeit, sich und anderen zu vergeben

Vergebung bedeutet die Beendigung der Ohnmacht. Sie bedeutet, die innere Einstellung zu verändern.

Unser Leben bringt uns manches Mal viel Leid. Echtes Leid kann sich als Schmerz oder Gekränktsein zeigen. Wenn Elemente aus Skriptentscheidungen, Grundpositionen wie z. B. »Ich bin nicht okay« oder »Ich bin nichts wert« und gelebte Ersatzgefühle hinzukommen, dann wird das Leid größer. Es würde helfen, ein klärendes Gespräch zu führen, um den Vergebungsprozess für sich selbst zu ermöglichen. Wir wecken beim Verursacher des Leids sonst immer wieder Schuldgefühle und manipulieren ihn unbewusst, um Wiedergutmachung zu erzwingen. Allerdings machen Sie sich dadurch immer wieder und weiter abhängig. Sie haben zwar den Vorteil, »im Recht zu sein«, dieser »Vorteil« führt aber nicht zur Vergebung und zur Heilung, sondern Sie vermeiden dadurch den Prozess der Vergebung.

Solange Sie fortwährend Groll und Wut auf sich selbst oder andere haben, können Sie sich nicht aus Ihren negativen Skriptentscheidungen befreien und alte negative Glaubenssätze loslassen. Mit Schuldzuweisungen an andere befinden Sie sich in der Rolle des Verfolgers im Drama-Dreieck. Das führt zu keiner Lösung, zumal Sie sich früher oder später sowieso in der Opferrolle wiederfinden.

Wenn Sie sich nur in der Opferrolle sehen, können Sie jahrelang darin verharren und tragen nichts dazu bei, einen guten Ausweg zu finden. Sie können sich auch überlegen, ob und wie viel Sie zu dieser Lage beigetragen haben. Manchmal ist es eine Erleichterung einzusehen, dass Sie sich auch nicht so fair verhalten haben. Ihr Gegenüber erlebt sich natürlich auch in der Opferposition und keiner trägt etwas dazu bei, die Kränkung aufzuheben. So befinden sich alle in der Opfer- oder Verfolgerposition und keiner gibt sie auf.

Lang anhaltender Groll und Wut werden als Ersatzgefühl nach Kränkungen gelebt, die das authentische Gefühl der Trauer oder tiefe Verletzung überdeckt (siehe Kapitel »Die verschiedenen Gefühle«, S. 127). Beide haben unterschiedliche Auswirkungen im Körper. Ein Arzt wird keine Ursache für Ihre Symptome finden und kann Sie deshalb auch nicht ursächlich behandeln.

Vergebung ist ein unerlässlicher Bestandteil der Psychotherapie bei Heilungsprozessen! Zu vergeben heißt: Sie fangen an zu verzeihen und verzichten darauf, anderen »die Schuld zu geben«. Anderen die Schuld am eigenen Unglück nicht zu geben bedeutet nicht, dass andere nicht ihren Teil der Verantwortung tragen für das, womit sie uns verletzt oder geschädigt haben. Es geht darum, den anderen nichts mehr nachzutragen, loszulassen und sich dem eigenen Schmerz zu stellen.

Wenn wir das nicht fertigbringen, sind wir nicht in der Lage, unser eigenes Leben zu leben, so lange, bis wir vergeben haben. Es treten schwere körperliche und psychische Krankheiten wie Depression, Zwangsstörungen und Verbitterung auf. Mittlerweile wird diskutiert, ob »posttraumatische Verbitterungsstörung« als neues Krankheitsbild in das Diagnoseverzeichnis (ICD) mit aufgenommen wird (S. 146).

Posttraumatische Verbitterungsstörung

Wie entsteht eine Verbitterungsstörung? Am Anfang steht der Verstoß gegen eigene zentrale Werte und Normen.

Einschneidende Lebensereignisse wie Kündigung oder Scheidung führen zu Kränkungen, die als ungerecht erlebt werden. Nur ist es hier so, dass die persönlich widerfahrene Ungerechtigkeit als Aggression empfunden wird. Dadurch entsteht der Wunsch, sich zu verteidigen. Diese Selbstverteidigung äußert sich durch Aggression und hat das Ziel, weitere Kränkungen zu vermeiden. Das kennt jeder von uns.

Wenn die Kränkung nicht verarbeitet, akzeptiert oder vergeben wird, die Gedanken nur noch um die erfahrenen Kränkungen kreisen, entsteht im Laufe der Zeit die posttraumatische Verbitterungsstörung. Das Trauma ist in dem Fall die Kränkung und durch die gedankliche Wiederholung wird sie immer wieder belebt. Es finden dauernd Retraumatisierungen statt. Diese führen zu Ohnmacht, Hilflosigkeit, Resignation, im weiteren Verlauf zu Verbitterung und Aggression bis hin zu Rachegedanken (Amoklauf).

Alle Personen aus dem näheren Umkreis sollen sich verändern (natürlich verbessern), nur bei sich selbst wird keine Veranlassung zur Korrektur gesehen. Die geforderten Veränderungen führen zu weiteren Aggressionen bei allen Betroffenen und haben einen Verlust von Kontrolle und Vertrauen zur Folge. Die Betroffenen vertrauen niemandem mehr.

Wenn die Betroffenen Hilfe suchen, wird diese Störung als Anpassungs-, Belastungsstörung oder Depression diagnostiziert. Meist gehen sie aber eher zum Rechtsanwalt als zum Psychotherapeuten. Der Anwalt soll das ihnen geschehene Unrecht vergelten und ihre vermeintlichen Gegner kränken. Ein Psychotherapeut möchte, dass sich der Patient verändert. Das führt zu Spannungen, da die Betroffenen keine Krankheitseinsicht haben und sich nicht verändern wollen. Sie wollen, dass andere sich verändern. Früher wurde das »Querulantentum« genannt.

Patienten mit Verbitterungsstörungen sind psychotherapeutisch nur schwer zu behandeln, da sie die Ursache ihrer Problematik nur im Außen sehen. Für einen Therapeuten ist in diesen Fällen ein hohes Maß an Empathie erforderlich. Unter Umständen ist durch eine Mediation eine positive Wendung möglich, wenn sich alle beteiligten Parteien darauf einlassen können.

Aus Sicht der Transaktionsanalyse liegt ein negatives Skriptmuster zugrunde. Das Selbstwertgefühl ist stark eingeschränkt. Ein guter Ansatz ist die Vertragsarbeit in der Transaktionsanalyse. Es wird zum Beispiel vereinbart, ohne Gegenargumentation zuzuhören, was für diese Personen nicht einfach ist. Dieses Zuhören kann dazu führen, einen anderen Blickwinkel besser zu verstehen. Ziel ist es, aus dem ewig negativ nörgelnden Verhalten auszusteigen, andere Perspektiven einzunehmen und selbst eine generelle Problemlösung zu finden. Dafür bedarf es einer Veränderung des Skriptes und des Aufbaus eines besseren Selbstwertgefühls.

Die Verbitterungsstörung kann laut neusten Forschungen mit der Weisheitstherapie angegangen werden. Die ist eine von Prof. Dr. Michael Linden hierfür entwickelte Ergänzung der kognitiven Verhaltenstherapie. Weisheit wird definiert als konstruktiver Umgang mit schwierigen Fragen des Lebens, Fragen der Lebensgestaltung, der Lebensdeutung oder der Lebensplanung. Sie ist die Fähigkeit, scheinbar unlösbare Lebensprobleme oder Lebenssituationen zu lösen. Weisheit ist eine Kompetenz und ist lehr- und erlernbar.

Ein wichtiges Beispiel ist Nelson Mandela. Er hat im Gefängnis durch seine Empathie für Mithäftlinge sein Lebenskonzept der Problemlösung durch Gewalt in das der Problemlösung durch Vergebung verändert und sich dadurch zu einem weisen Menschen entwickelt. Er hat quasi die Weisheitstherapie bei sich selbst als Eigentherapie durchgeführt, im Sinne von Vergebung statt Verbitterung oder Aggression. Er sagte von sich selbst, er habe sich für Vergebung entschieden.

In den Studien von Prof. Linden zeigte sich, dass sich Menschen mit höheren Weisheitskompetenzen von belastenden Ereignissen besser distanzieren können.

Mit jedem Vergeben machen wir einen Neuanfang. Sie sollten Kränkungen, die Ihnen zugefügt worden sind, loslassen. Verzichten Sie darauf, sich die Kränkungen dauernd in Erinnerung zu rufen. Das ist der beste Weg zur Heilung. Denken Sie an die »Autobahnen« im Gehirn. Durch Ansprüche und Schuldzuweisung befinden Sie sich in einer Abhängigkeit. Sie begeben sich in eine Opferposition. Sie jammern: »Die anderen sind ungerecht, böse.« Oder Sie »verfolgen« andere, denn: »Die sind ja schuld, die sollen sich gefälligst entschuldigen.« Möglicherweise warten Sie Ihr ganzes Leben darauf, grämen sich oder werden krank.

Wie viele Menschen kennen Sie, die wegen nicht aufgelösten Grolls bzw. nicht aufgelöster Kränkungen keinen Kontakt mehr zu ihren Kindern oder zu den Eltern haben? Auch gute Freundschaften enden hierdurch. Sind diese Menschen glücklich, zufrieden, gesund? Sie können selbst zu Ihrer Heilung beitragen, indem Sie lernen, zu vergeben.

Fangen Sie an, zu verzeihen. Sie könnten z. B. einen wütenden Brief schreiben (damit die Emotionen ausgedrückt werden), diesen Brief natürlich nicht abschicken, sondern ihn verbrennen oder ihn zerreißen und in einen Fluss werfen. Vergeben und Verzeihen ist viel mehr als ein Entschuldigen. Emotional geht das Vergeben weit darüber hinaus. Es ist ein anderer emotionaler Zugang. Vergebung und Verzeihen zeugt von Stärke.

Vielleicht kann ich Sie zu solch einem Prozess anregen. Wer über lange Jahre mit dem Gekränktsein hadert, der sollte, wenn unerklärliche Körpersymptome oder psychische Beeinträchtigungen auftreten, professionelle Hilfe in Anspruch nehmen. Eine andere Möglichkeit ist, mit allen Beteiligten eine Mediation durchzuführen. Oft braucht es eine andere Sicht der Dinge, um den festgefahrenen Dialog wieder aufzunehmen. Denken Sie bitte daran: SIE wollen gesund bleiben!

Umgekehrt, was passiert, wenn Sie jemanden verletzt oder gekränkt haben? Bitte, entschuldigen Sie sich nicht!

Mediation bedeutet Vermittlung

Eine Mediation unterstützt die Beteiligten dabei, Lösungen für Streitigkeiten, Meinungsverschiedenheiten und Konflikte zu finden. Ein Mediator ist neutral, er entscheidet den Konflikt nicht und unterliegt der Schweigepflicht. Wichtig ist, dass die Beteiligten mithilfe des außenstehenden Mediators für ihren Konflikt selbst eigenverantwortlich eine Lösung finden. Lange und teure Rechtsstreitigkeiten können oft durch eine Mediation vermieden werden.

Suchen Sie das Gespräch und nehmen Sie die Schuld an. Sagen Sie: »Es tut mir leid, wenn ich dich gekränkt, verletzt, abgewertet habe.« Mit einer Entschuldigung geben Sie dem anderen die Macht, Ihre Entschuldigung anzunehmen oder abzulehnen. Mit dem Satz »Es tut mir leid« haben Sie sich ent-schuldigt und zeigen ein tieferes Verständnis für die Verletzung des anderen. »Entschuldigung« oder »Sorry« sind meiner Ansicht nach zu oberflächlich. Manchmal ist ein klärendes Gespräch etwas Heilendes. Durch Vergeben und Verzeihen haben Sie zudem auch die Möglichkeit, aus dem Drama-Dreieck auszusteigen.

Aus meiner Erfahrung können folgende sieben Schritte zu einem Versöhnungsprozess führen:
- der Wille zur Vergebung
- die Bereitschaft, sich den entsprechenden Gefühlen bewusst zu stellen (Wut, Trauer, Ohnmacht, Verzweiflung, Hass, körperlicher und seelischer Schmerz)
- der Verzicht auf Rache oder Genugtuung
- den Zusammenhang zwischen Erkrankung und Nichtvergeben erkennen
- die Vorteile der Vergebung für das eigene Leben und die eigene Gesundheit sehen
- die Vergebung anstreben (Gespräche suchen oder zu einer Mediation bereit sein)
- sich selbst für kränkende, verletzende Worte vergeben, die Sie anderen gesagt haben

Denken Sie an Nelson Mandela, der bis 1962 als einer der wichtigsten Kämpfer gegen die Apartheid in Südafrika war. Bevor er ins Gefängnis ging, konnte er den Menschen, die ihn ins Gefängnis gebracht hatten, nicht vergeben. Mandela war überzeugt, dass man Gewalt mit Gewalt beantworten und alle verfügbaren Mittel einsetzten muss, um ein despotisches System zu überwinden. Als er aus dem Gefängnis entlassen wurde, sagte er:

> *Als ich aus der Zelle durch die Tür in Richtung Freiheit ging, wusste ich, dass ich meine Verbitterung und meinen Hass zurücklassen musste, oder ich würde mein Leben lang gefangen bleiben.[9]*

Mandela hat viele Südafrikaner von Vergebung und Verzeihen überzeugt. Seine unermüdlichen Versöhnungsgesten führten schließlich dazu, dass alle das Gefühl hatten, dazuzugehören. Er wurde 1994 Präsident von Südafrika.

Kreativer Umgang mit Lebensenergie und Physis

Für viele Kulturen ist das Konzept der Lebensenergie von zentraler Bedeutung für die Entstehung von Gesundheit und Krankheit.

Ein anderer, seltener verwendeter Begriff für »Körper« ist »Physis«. Damit ist mehr als nur der Körper gemeint. Die Physis ist die Naturkraft, die beständig danach strebt, Dinge wachsen zu lassen und sie ihrer Vervollkommnung entgegenzutreiben.[10] In der Transaktionsanalyse wird Physis als »grundsätzliche Lebenskraft des Menschen, ein Trieb zur Ganzheit und Gesundheit« beschrieben. Damit ist gemeint, dass wir von Geburt an eine Lebenskraft/-energie besitzen. Diese ist ein Potenzial für Tatendrang und Schaffenskraft, die unserer Erfüllung und Selbstverwirklichung dient.

Energiewellen der Mikrowelle oder unserer Handys können wir nicht sehen. Dennoch gibt es sie. So ist das auch mit unserer Lebensenergie. Stellen Sie sich vor, Sie sind gerade verliebt. Welche Energie Liebe freisetzt, weiß jeder von uns. Diese Energie ist mit keinen Messinstrumenten nachzuweisen. Aber wir kennen sie alle. Sie ist in diesen Situationen auch deutlich nach außen sichtbar. Menschen fragen uns: »Bist du verliebt? Du siehst so gut aus. Du hast so eine gute Ausstrahlung.«

Lebensenergie, Physis, ist das, was Ihre Ausstrahlung ausmacht. »Charisma« ist auch ein anderes Wort dafür. Jeder hat eine individuelle Lebensenergie, eine Ausstrahlung, das macht die Schönheit eines Menschen aus. Lebensenergie ist die Kraft, mit der man Dinge tun kann. Einige Menschen haben viel Power, und alles, was sie sich vornehmen und tun, gelingt ihnen. Sie begeistern andere Menschen und reißen sie mit. Andere Menschen haben wenig Lebensenergie. Ich höre oft von Patienten: »Ich fühle mich so energielos. Ich habe keine Power mehr.« Diese Patienten spüren schon, dass sie nicht mehr genug Lebensenergie haben.

Es gibt je nach Kultur unterschiedliche Begriffe für die Lebensenergie: »Chi«, »Ki« »Prana«, »Huna«. Lebensenergie heißt auf Chinesisch »Chi«. Sie kennen diesen Begriff sicherlich aus den Angeboten von Qi-Gong- oder Tai-Chi-Kursen. Dahinter steckt eine ganze Philosophie. Im europäischen Raum sind die traditionellen Heilkünste, in der Chi-Blockaden gelöst werden, immer noch nicht anerkannt. Obwohl diese Heil- und Vorbeugemaßnahmen eine jahrtausendalte Tradition haben, weigern sich unsere Krankenkassen, die Kosten für die Anwendung dieser Methoden zu übernehmen. Anstelle von alternativen Verfahren werden eher Operationen und Medikamente bezahlt.

Im Tai-Chi oder im Qi Gong wird die Lebensenergie geweckt. Mittels Körper- und Atemübungen werden Bewegungen erlernt, die unsere Lebensenergie in Fluss bringen sollen. Fragen Sie jemanden, der dies schon ausprobiert hat. Nach diesen Übungen stellt sich bei den meisten ein gutes entspanntes Körpergefühl ein.

Die traditionelle chinesische Medizin (TCM) arbeitet mit der Lebensenergie durch die Akupunktur oder Akupressur, um blockierte oder gestaute Lebensenergie wieder zum Fließen zu bringen. Das geschieht mittels der Sammelkanäle, auch Meridiane genannt. Diese durchziehen unseren Körper von Kopf bis Fuß. Aus der östlichen Sicht bedeutet Krankheit immer, dass die Lebensenergie gestaut oder blockiert ist. Manche Organe haben zu viel Energie und andere zu wenig. Dies führt zu Schmerzen und Krankheiten. Ziel ist es, die Lebensenergie wieder zum Fließen zu bringen und dadurch die Krankheit zu heilen. Dies geschieht neben Akupunktur und -pressur auch mit Kräutern. Hierbei wird die Dosis der Medizin genau auf den Patienten abgestimmt, ein völlig anderes Prinzip als in der Schulmedizin.

Ich war vor Jahren auf dem Internationalen Psychotherapiekongress in Peking. Ich staunte nicht schlecht, als ich sah, wie chinesische Ärzte einem Patienten fünf Tabletten gaben, die aus gepressten Kräutern bestanden. Er wurde darum gebeten, sie einzunehmen und die Wirkungsweise abzuwarten. Erst als beurteilt werden konnte, ob diese Kräuter geholfen hatten, wurde entschieden, ob diese Therapie fortgesetzt oder andere Kräuter eingesetzt werden sollten. Bei uns ist es nicht selten, dass man gleich eine ganze Packung mit zehn oder 20 Tabletten verschrieben bekommt. Auch ein entscheidender finanzieller Faktor. Hier ein weiteres Beispiel für den Umgang mit Lebensenergie: Als wir in Peking morgens um 6:30 Uhr eine U-Bahn zum

Kongresszentrum nahmen, standen neben der U-Bahn-Station einige Menschen. Sie praktizierten ihre elegant aussehenden Qi-Gong-Übungen. Ein älterer Mann sah uns und zeigte sein Alter mit Gesten: 91 Jahre! Auch den Patienten, der die fünf Tabletten genommen hatte, sah ich ein paar Tage später hingebungsvoll bei seinen Übungen in einem Park.

Neben diesen Körperübungen wird der Atmung eine hohe Aufmerksamkeit geschenkt. Durch eine korrekte Atmung wird unser Organismus mit Lebensenergie angereichert. Diese Lebensenergie kann durch einen bewussten Prozess im Körper zum Fließen gebracht werden. Es ist auch möglich, diese Energie zu bestimmten Punkten im Körper hinzulenken, wirken zu lassen oder nach außen zu schicken. Hierzu haben die Shaolin-Mönche eindrucksvolle Beispiele gezeigt. Sie sind durch ihre mentale Stärke und Atemkraft in der Lage, die Lebensenergie zu zentrieren und dort einzusetzen, wo sie gerade gebraucht wird. Ich sah einmal in einer Vorführung, wie ein junger Mönch mit seiner bloßen Handkante mehrere Ziegelsteine durchtrennt hat, ohne sich dabei zu verletzen. Wer sich weiter dafür interessiert, kann sich die Kurzvideos von chinesischen Meistern im Internet anschauen. Shaolin-Mönche können die Wirkungsweise des Chi eindrucksvoll darstellen.

In der indischen Philosophie wird die Lebensenergie »Prana« genannt. Sie entspricht dem chinesischen »Chi«. Auch hier besteht die Auffassung, dass viele Krankheiten entstehen, wenn die Lebensenergie nicht fließen kann. Das Pendant zu den Meridianen sind die Nadis. Sind diese geöffnet, kann Prana fließen. Auch im Ayurveda (»Wissen vom Leben«) ist die Stärkung der Lebensenergie wichtig. Durch ayurvedische Behandlungen, mit dem dazugehörigen Yoga, wird die Lebensenergie gestärkt und zum Fließen gebracht. Zudem bewirkt eine ayurvedische Ölmassage (Abhyanga genannt) eine Entgiftung für den Körper. Zusammenfassend kann man sagen: Wenn die Lebensenergie fließt, ist der Mensch gesund. Yogaübungen, Tai-Chi oder Qi Gong helfen, Energieblockaden zu lösen. Dadurch kann Heilung erfolgen. Das stellen viele Menschen fest, die regelmäßig Yoga praktizieren.

Im Japanischen heißt die Lebensenergie »Ki«. Sie zeigt sich zum Beispiel in der Kampfkunst Ai-Ki-Do. Ich praktiziere Aikido seit Jahrzehnten und habe den Umgang mit Ki gelernt. Natürlich war dies am Anfang unverständlich, genau wie manche Yogaübungen. Allerdings spürte ich nach jedem Training oder einer Yogastunde ein Wohlgefühl und Entspannung.

Auch die Huna-Lehre in Hawaii beschäftigt sich mit der Lebensenergie. Sie besagt, dass die Energie dahin fließt, wo sich unsere Aufmerksamkeit hinwendet. Serge Kahili King, einer der führenden Ausbilder der Huna-Lehre, beschreibt in seinen Büchern, dass Energieblockaden durch An- und Verspannungen entstehen, die bei längerem Bestehen zu weiteren Krankheiten führen können. Verspannungen verändern in der Regel auch die Atmung, die meistens unbewusst erfolgt. Unser Körper und die Zellen werden dadurch mit frischem Sauerstoff versorgt, und Kohlendioxid wird als Abbauprodukt ausgeatmet. Bei körperlichen oder psychischen Belastungen verändert sich auch unsere Atmung. Meistens wird sie flacher und schneller. Wenn wir uns entspannen, ist die Atmung langsamer und tiefer. Sie sorgt damit für unser Wohlbefinden, versorgt uns mit Energie und fördert die Gesundheit. Sie können sich durch Verlangsamung und Vertiefung der Einatmung aus einem Zustand der Aufgeregtheit zur Ruhe bringen. Genauso wichtig ist die Ausatmung. Ihr wird leider weniger Beachtung geschenkt. Sie ist wichtig dafür, Giftstoffe (z. B. Alkohol) abzuatmen und sich zu entspannen, damit der erneute Impuls zur Einatmung entstehen kann.

Ich konnte bei meinen Patienten immer wieder beobachten, dass der Atem bei Schmerzen angehalten wird. Wichtig ist, dass bei Schmerzen aus- statt eingeatmet wird! Wenn Sie einen Wasserkasten oder etwas anderes Schweres hochheben, sollten Sie im Moment des Anhebens ausatmen und nicht einatmen. Probieren Sie es aus!

Die folgenden Atemübungen können Sie jederzeit und überall ausüben, im Stau, im Büro, vor aufregenden Situationen wie Prüfungen etc.

Atemübungen

- Holen Sie tief Luft, indem Sie beide Arme nach oben strecken. Halten Sie den Atem an und bringen Sie beide Ellbogen zu den unteren Rippenbogen. Strecken Sie beide Arme wieder nach oben und atmen dabei kräftig aus. Das wiederholen Sie 3-4-mal.
- Halten Sie sich mit dem rechten Daumen das rechte Nasenloch zu und atmen Sie durch das linke Nasenloch 3-mal ein und aus. Wechseln Sie die Seite und halten sich mit dem rechten Ringfinger das linke Nasenloch zu und atmen durch das rechte Nasenloch 3-mal ein und aus.
- Stellen Sie sich hin, die Füße schulterbreit auseinander. Atmen Sie langsam und ruhig durch die Nase ein und durch den Mund langsam und stetig wieder aus. Ein- und Ausatmung sollten möglichst gleich lang dauern. Nehmen Sie sich dafür ca. 3-5 Sekunden Zeit. Im nächsten Schritt können Sie die Ausatmung verlängern. Manchmal hilft es, die Hand auf den Bauch zu legen.

Gesund in den Ruhestand gehen

Manchmal habe ich Patienten, die sich rechtzeitig auf den Ruhestand vorbereiten möchten. Sie wollen den neuen Lebensabschnitt so lange wie möglich genießen.

Bei einer durchschnittlichen Lebenserwartung von 80 Jahren ist eine gute Vorbereitung auf den Ruhestand wichtig und sinnvoll. Die früheren Generationen hatten wenig medizinische, psychologische und soziale Unterstützung. Sie konnten ihren Ruhestand nach einem harten Arbeitsleben selten lange genießen.

Ich erarbeite gemeinsam mit meinen Patienten Möglichkeiten, wie sie ihre Wünsche, Bedürfnisse, Gedanken und Zukunftsvisionen realisieren können. Ziel ist es, den Übergangsprozess vom Arbeitsleben in den Ruhestand gut zu bewältigen.

Fragen Sie sich einmal selbst:
- Welche Vorstellung haben Sie von sich im Alter?
- Was haben Ihre Eltern Ihnen über alte Menschen gesagt?
- Haben Sie sich früher mit älteren Menschen unterhalten, was haben sie Ihnen gesagt?

Warum ist diese Vorbereitung auf den Übergang so wichtig? Mit der Rente beginnt wieder ein neuer Lebensabschnitt, der zu Ihrem Leben gehört, gleichzusetzen mit der Geburt, der Einschulung, der Pubertät, dem Einstieg in das Arbeitsleben oder der Menopause. Das alles kann belastend sein und zu Unsicherheiten und Ängsten führen.

Zuwendung, Anerkennung und Erfolg sind im Ruhestand nicht mehr ausreichend vorhanden. Durch die fehlende Anerkennung ist das Selbstwertgefühl deutlich vermindert. Sie merken schon, die psychologischen Grundbedürfnisse werden größtenteils zunächst nicht mehr erfüllt. Es kann sein, dass nach den ersten Wochen, die vielleicht noch wie ein längerer Urlaub empfunden werden, Leere, Lust- und Ziellosigkeit eintritt. Es tauchen Fragen auf wie:

- Wer bin ich, wenn ich nicht mehr arbeite?

- Für wen kann ich Verantwortung übernehmen?
- Welchen Sinn hat mein Leben?
- Was war meine Lebensaufgabe, habe ich sie erfüllt?
- Wie genieße ich meine restliche Lebenszeit?
- Wie gehe ich jetzt mit meiner Zeit um?

Wenn diese Fragen nicht zufriedenstellend beantwortet werden können, können Krankheiten entstehen. Viele gehen dann häufig zum Arzt, erhalten dadurch eine Zeitstruktur. Sie haben regelrecht einen Fahrplan, wann und wo sie bei welchem Arzt sein müssen. Es kann sein, dass jemand den Übergang in die neue Lebensphase schlecht oder nur mit Krankheit bewältigen kann. Wenn starke Verzweiflung, Ängste, Trübsal oder depressive Verstimmungen beim Übergang in den Ruhestand auftreten, ist es sinnvoll, einen Berater oder Psychotherapeuten aufzusuchen, um ungelöste Konflikte aufzudecken oder sich mit Sinnfragen zu beschäftigen.

Wichtig für den Ruhestand ist materielle Sicherheit (durch Bezug der Rente oder einen kleinen zusätzlichen Verdienst). Eine sinnvolle Aktivität, die zu Ihren Werten passt, Partnerschaft, Beziehungen, ein Freundeskreis und natürlich psychisches und körperliches Wohlbefinden wünschen sich fast alle. Denn mit zunehmendem Alter möchten die meisten Menschen weiterhin autonom und selbstbestimmt leben.

Ältere Menschen müssen sich mit manchen Einschränkungen abfinden. Viele Beschwerden können aber durch Massagen, Krankengymnastik, Yoga und Einreibungen in Eigeninitiative deutlich gemindert werden. Es ist natürlich, dass die muskuläre Kraft im Laufe des Älterwerdens abnimmt. Die Muskelkraft können Sie nur durch tägliches Training wie Spaziergänge und gezielte Muskelübungen aufrechterhalten, egal ob im Fitnessstudio oder zu Hause.

Viele Patienten berichten mir, dass sie Angst vor der Zeit des Ruhestandes haben. Sie sagen, dass sie häufig im Bekanntenkreis hören, dass vor allem Männer kurz nach dem Eintritt in den Ruhestand oder wenig später schwer erkrankten oder ganz plötzlich verstarben. Grundsätzlich halte ich es für wichtig, dass Sie herausfinden, was für Sie das richtige Maß an Ruhe und an Stimulus ist, denn auch Ruheständler können durch zu viele Belastungen an einem Burn-out erkranken.

Deshalb ist es völlig in Ordnung, direkt nach der Pensionierung erst einmal nichts zu tun! Machen Sie sich in dieser Phase mit Ihrem neuen Lebensabschnitt vertraut. Sie befinden sich gerade in einem Übergangsprozess, und dafür sollten Sie sich auch Zeit nehmen. Manchmal kann so ein Übergangsprozess auch ein Jahr oder länger dauern. Dabei können Sie sich fragen, was Sie mit Ihrer restlichen Lebenszeit machen möchten:

- Nehmen Sie die Realität an! Sie sind jetzt im Ruhestand.
- Fühlen Sie Ihre Trauer- oder Erleichterung über den Verlust der Arbeitswelt und stellen Sie sich der Angst oder der Freude vor dem, was jetzt kommt und Ihnen unbekannt ist.
- Erkennen Sie, dass Sie mehr Zeit und Raum in Ihrem Leben haben, und beginnen Sie, das zu genießen.
- Achten Sie auf Ihre innere Haltung und innere Einstellung. Ist Ihr Glas halb leer oder doch halb voll?
- Nehmen Sie Ihr Leben auch in dieser Phase an! Entdecken Sie wieder die Welt wie damals als Kind.

Dann kommt der Ruhestand Es folgen ein paar Vorschläge, die für den Übergang in den Ruhestand hilfreich sind. Auch bei gesundheitlichen Beeinträchtigungen können Sie sich neue Perspektiven schaffen. Denken Sie an Stephen Hawking, der wegen einer neurologischen Erkrankung im Rollstuhl saß und in seiner letzten Lebensphase den Computer mit dem Kopf bediente.

Definieren Sie Ziele: Setzen Sie sich für etwas ein, wovon Sie überzeugt sind. Wo könnten Sie Ihre Fähigkeiten einsetzen? Wenn die Rente knapp ist, sollten Sie sich eine bezahlte Tätigkeit suchen. Sie finden ehrenamtliche und manchmal auch Honorarangebote bei den Städten oder Gemeinden sowie im Internet. Es sollte allerdings nicht so sein, dass die »Arbeitslücken« mit vielen Ehrenämtern schnellstens gefüllt werden. Es ist sinnvoll, auf Ihre Antreiber zu achten. Diese Antreiber können wieder die Oberhand gewinnen. Schicken Sie auch Ihre Antreiber in den Ruhestand.

Jetzt können Sie in aller Ruhe herausfinden, welche Möglichkeiten es gibt, sich das Leben positiv, genussvoll und interessant zu gestalten. Sie haben die Möglichkeit, sich neuen Themen zuzuwenden, mit anderen ein gemeinsames Projekt starten oder herausfinden, welche Tätigkeiten erledigt werden können, für die es früher an Zeit fehlte. Auch in Ihrer Partnerschaft besteht nun die Chance für mehr Gemeinsamkeiten, die es zu entwickeln und zu leben gilt.

Es finden sich neue und andere Betätigungen, die mehr die Gegenwart statt die Zukunft strukturieren. Sich um die Enkel oder den Garten kümmern haben jetzt Priorität. Die äußere Struktur Ihres früheren Arbeitstages fällt weg. Es wird für die meisten eine Herausforderung sein, selbst für die Strukturierung des Tages verantwortlich zu sein, den Tag zu erleben und ihn ohne Verpflichtungen selbstständig zu gestalten. Entwickeln Sie eine Struktur, die Ihren Bedürfnissen entspricht. Sie können sich noch einmal das Lebenszeitrad (S. 60) oder das Formular der Zeitstrukturierung (S. 58) zu Hilfe nehmen und es für Sie passend neu anlegen.

In meiner Stadt gibt es eine »ZWAR«-Gruppe (»zwischen Arbeit und Rente«). Diese Gruppe wurde für die Gestaltung genau dieses Übergangs von der Arbeit zur Rente ins Leben gerufen. Es werden bei regelmäßigen Treffen gemeinsame Aktivitäten für Menschen ab 60 geplant und durchgeführt. Ziel dieser Gruppe ist, die frei gewordene Zeit abwechslungsreich zu gestalten. Solche Gruppen gibt es mittlerweile in fast jeder größeren Stadt.

Entdecken Sie alte Hobbys wieder oder suchen Sie sich neue. Belegen Sie z. B. einen Tanzkurs oder einen Kochkurs, um dann genussvoll mit viel Zeit zu tanzen oder zu essen. Vielleicht kommt auch ein Seniorenstudium in Frage. Finden Sie heraus, was für Sie das Beste ist, und probieren Sie mehrere Aktivitäten aus. Wenn Sie können, nehmen Sie am kulturellen Leben in Ihrer Stadt teil.

Frischen Sie Ihre sozialen Kontakte auf.

Schauen Sie in Ihr Adressbuch. Mit wem möchten Sie wieder Kontakt haben, mit wem eher nicht? Sie sind frei und können das ohne Anpassung entscheiden. Neue Kontakte ergeben sich häufig durch Aktivitäten oder Hobbys.

Reisen Sie, wenn Sie das möchten und Ihre Finanzen das zulassen. Schauen Sie sich die Welt an. Ich kenne viele Ruheständler, die sich ein Wohnmobil gekauft haben und damit durch Europa tingeln.

Gesundheit und Vitalität im Alter sind das Ergebnis eines starken Selbstwertgefühls, der inneren Einstellung, der Skriptentscheidungen, der Beziehungen zu anderen Menschen, denn letztendlich ist Altern nur ein Konzept in unserem Kopf.

Keine
Angst vor

Psycho-
therapie

Ein weiterer Schritt zur psychischen und körperlichen Entlastung ist die Psychotherapie. Doch welche Therapieformen gibt es und was erwartet einen dort überhaupt?

Der Weg zur Psychotherapie

Beschäftigen Sie sich am besten vorher mit dem Ablauf einer Psychotherapie, das schafft Vertrauen. Versuchen Sie auch eine/n Therapeuten/in zu finden, der/die zu Ihnen passt.

Sie betreten eine Praxis für Psychotherapie und haben ein etwas »grummeliges« Gefühl im Magen? Sie haben Angst vor dem, was auf Sie zukommt? Sie sind nervös, gleichzeitig beschämt und fühlen sich als Versager, da Sie eine Therapie in Anspruch nehmen? Alles falsche Gedanken! Wenn Sie nicht mehr weiterkommen, z. B. bei Ihrem Auto, dann suchen Sie auch einen Experten auf. Sie gehen dann in eine Autowerkstatt. Ähnlich verfahren Sie, wenn Wasser im Badezimmer steht. Sie rufen einen Installateur. Wenn Sie Rückenschmerzen haben, holen Sie sich fachmännischen Rat bei einem Orthopäden. So ist es auch mit den Psychotherapeuten. Diese sind gut ausgebildet und Experten auf ihrem Gebiet. Sie sind für eine gewisse Zeit Ihr Wegbegleiter. Manchmal erkläre ich meinen Patienten, dass ich für eine Zeitlang eine Gehhilfe bin. Danach wird die Gehhilfe in die Ecke gestellt und sie gehen allein weiter.

Vorurteile gegenüber Psychotherapie sind leider immer noch weit verbreitet. Dabei nehmen die psychischen Erkrankungen immer mehr zu. Fast jeder kennt heute jemanden, der länger arbeitsunfähig war, der die Diagnose Burn-out oder Depression gestellt bekam. Hinter dieser ablehnenden Haltung versteckt sich die Angst, dass wir nicht »normal« sein könnten. Daher fühlen sich viele beschämt, wenn sie Psychotherapie in Anspruch nehmen. Denn: »Psychotherapie gehört sich nicht«, »Das geht niemanden etwas an«. Man denkt, Probleme sollten innerhalb der Familie gelöst werden. Mitteilungen von Zwistigkeiten an Fremde löst in unserer Psyche einen Konflikt aus, mit dem Grundbedürfnis der Zugehörigkeit zur Familie. Wir bestätigen unbewusst diese Vorurteile, weil unser eigenes Verhalten oft von der Norm abweicht. Wir stabilisieren damit unsere eigene Identität.

Diese Vorurteile können durch die Sensationsberichterstattung in der Presse verstärkt werden. Fehlverhalten bis hin zu schweren Verbrechen wird immer wieder auf »schwere Kindheit« zurückgeführt, was nicht mehr als ausschließliche These gilt. Es müsste öffentlich erläutert werden, wie und warum sich aus einer schweren Kindheit Fehlverhalten bis hin zu Verbrechen entwickeln kann. Um diese, doch weit verbreiteten Vorurteile abzubauen, bedarf es Erläuterung, ob und wie dieses Fehlverhalten durch eine Psychotherapie abgemildert oder verhindert werden kann.

Was ist Psychotherapie?

Zuerst einmal ist es sinnvoll zu definieren, was Psychotherapie ist, welche Verfahren es gibt und was ein Psychotherapeut ist. Mir ist es wichtig, dass Sie eine grobe Übersicht zur allgemeinen Orientierung erhalten!

»Psychotherapie« bedeutet »Behandlung der Seele/Psyche« oder »der Seele dienen«. Sie wird bei psychischen Störungen wie Depression, Ängsten, Suchterkrankungen, Zwängen und bei Störungen des Verhaltens, Denkens und Fühlens eingesetzt. Zudem wird Psychotherapie bei psychosomatischen Störungen und auch begleitend zu durchgeführten medizinischen Maßnahmen angewendet.

Der Begriff »Psychotherapeut« ist in Deutschland seit 1999 durch das Psychotherapeutengesetz geschützt. Jemand, der eine Approbation (staatliche Zulassung zur Berufsausübung) als Psychologischer Psychotherapeut, als Kinder- und Jugendlichen Psychotherapeut oder als ärztlicher Psychotherapeut besitzt, darf sich auch Psychotherapeut nennen und je nach therapeutischer Ausrichtung im Richtlinienverfahren mit den Krankenkassen abrechnen.

Psychotherapeutische Richtlinienverfahren

In Deutschland sind bisher leider nur drei Therapierichtlinienverfahren anerkannt:
- die Psychoanalyse
- die tiefenpsychologisch fundierte Psychotherapie
- die Verhaltenstherapie

Die Psychoanalyse und die Tiefenpsychologie werden als »psychodynamische Verfahren« zusammengefasst und damit von der Verhaltenstherapie abgegrenzt.

Die Psychoanalyse ist das älteste Psychotherapieverfahren. Sie wurde von

Sigmund Freud (1856–1939) begründet und besteht seit über 100 Jahren. Diese Therapieform nimmt die meiste Zeit in Anspruch, in der Regel 2–3 Sitzungen wöchentlich. Hier wird seitens des Therapeuten mit den unbewussten Anteilen des Patienten Kontakt aufgenommen. Deshalb wird der Patient ermuntert, alles zu sagen, was ihm durch den Kopf geht. Dieser Vorgang wird »freie Assoziation« genannt. Diese Assoziation wird vom Psychoanalytiker gedeutet, aber nicht bewertet. Auch Gefühle für den Therapeuten haben einen hohen Stellenwert. Der Psychoanalytiker nimmt für den Patienten die Rolle einer Autoritätsperson, wie z. B. die des Vaters oder der Mutter, ein. Das wird in der Psychoanalyse als »Übertragung oder Projektion« bezeichnet. Träume sind ebenfalls wichtig, da sie für Freud der Weg waren, schneller mit dem Unbewussten Kontakt aufzunehmen. Gemeinsam werden die Träume mit dem Patienten entschlüsselt. In der Psychoanalyse hält sich der Analytiker im gemeinsamen Dialog eher zurück, unter anderem auch, um keine Projektionsfläche zu schaffen.

Die Tiefenpsychologie ist das jüngste Verfahren. In der tiefenpsychologisch fundierten Psychotherapie wird davon ausgegangen, dass viele psychische Krankheiten durch innere, unbewusste Konflikte entstehen. Aktuelle äußere Konfliktsituationen, die zu Krankheiten führen können, werden mit früheren unbewussten inneren Konflikten gleichgesetzt. Da kann es z. B. um einen früheren Konflikt mit dem eigenen Selbstwertgefühl gehen. Man geht davon aus, dass durch bestehende Probleme oder Krisen frühere Konflikte re-aktualisiert werden. Psychische oder körperliche Symptome beruhen unter anderem auch auf früheren Entwicklungserfahrungen in der Kindheit oder Jugend oder auch auf späteren Erfahrungen mit »traumatischen« Ereignissen. Wichtig sind die früher gemachten Bindungserfahrungen zu nahestehenden Menschen. Tiefenpsychologie hat einen engen Bezug zur Psychoanalyse, da beide Verfahren die gleichen theoretischen Grundlagen haben. In der Psychoanalyse wird mit dem »Unbewussten« und den Begriffen »Ich«, »Es« und »Über-Ich« gearbeitet. Ähnliche Begriffe in der Transaktionsanalyse sind »Erwachsenen-Ich«, »Kind-Ich«, »Eltern-Ich«. Im Gegensatz zur Psychoanalyse wird bei der tiefenpsychologisch fundierten Psychotherapie ein Dialog zwischen Patient und Psychotherapeut geführt, durch den ein tieferes Verständnis für die Symptomatik erlangt werden soll. Zudem wird gemeinsam nach individuellen Strategien gesucht, sogenannte Ressourcen, die dem Patienten helfen, Konfliktsituationen oder belastende Lebensereignisse gesund zu überwinden.

Die Verhaltenstherapie entstand zeitlich nach der Psychoanalyse und vor der Tiefenpsychologie. Wie der Name schon sagt, geht es hierbei um eine Veränderung des Verhaltens, ohne dass lange in der Vergangenheit nach Ursprüngen gesucht wird. Stattdessen wird eine Verhaltensanalyse durchgeführt, in der herausgefunden wird, unter welchen Bedingungen aktuell Ängste oder Panikattacken auftreten beziehungsweise aufrechterhalten werden. Es werden oft Übungen durchgeführt und Hausaufgaben mitgegeben. Dieses Verfahren ist vor allem alltags- und gegenwartsbezogen.

In der nachfolgenden Tabelle finden Sie die drei in Deutschland zugelassenen Psychotherapieverfahren noch einmal zusammengefasst.

Zugelassene Psychotherapieverfahren (Richtlinienverfahren) in Deutschland

Vergleich	Psychoanalyse	Tiefenpsychologie	Verhaltenstherapie
Therapiefrequenz	3-5-mal wöchentlich	1-mal wöchentlich	1-mal wöchentlich
	160-300 Stunden	30-80 Stunden	30-50 Stunden
äußere Gegebenheit	Patient liegt auf der Couch	Patient sitzt dem Therapeuten gegenüber	Patient sitzt dem Therapeuten gegenüber
Schwerpunkte in der Therapie	Therapeutische Technik der freien Assoziation mit Traumdeutung. Prozesse zwischen den Instanzen Ich, Es und Über-Ich werden herauskristallisiert. Durch eine Übertragungsbeziehung zum Psychotherapeuten (Therapeut wird als Vater empfunden) kann eine Abwehrhaltung (Widerstand) in der Therapie entstehen, die dann durchgearbeitet wird.	klar strukturiert; Konzentration auf wichtige Beziehungen und Bindungen zu nahestehenden Menschen; aktive Antworten statt Deutung klären den Prozess; Auflösung unbewusster innerer Konflikte; Nachentwicklung von Ich-Funktionen; Verarbeitung von Traumata	intellektuelle Bearbeitung aktueller Probleme; eingefahrene Vorstellungen und Reaktionsmuster durch eigene Selbststeuerung korrigieren; weiterhin gehören dazu: Problemlösungstraining, Verhaltensanalyse mittels Testverfahren, systematische Desensibilisierung, Reizkonfrontation, soziales Kompetenztraining
Verhalten des Therapeuten	Therapeut verhält sich neutral, zurückhaltend, greift selten ein	Therapeut ist mit dem Patienten mehr im Dialog	Therapeut ist mit dem Patienten mehr im Dialog

Es ist unverständlich, dass die gesetzlichen Krankenkassen nicht für weitere sinnvolle Therapiemethoden die Kosten der ambulanten Psychotherapie übernehmen. Deshalb haben viele gut ausgebildete und qualifizierte Psychotherapeuten trotz Approbation nach dem Psychotherapeutengesetz nicht die Kassenzulassung, da sie andere Verfahren anwenden. Transaktionsanalyse, Körperpsychotherapie, Gestalttherapie, die klassische oder systemische Familientherapie, um nur einige zu nennen, sind bis heute nicht anerkannt. Paradoxerweise werden aber diese und andere Therapieverfahren in der stationären Versorgung, also in Rehabilitationskliniken und psychosomatischen Kliniken, mit Erfolg angewandt. Sie werden dort von den Kostenträgern wie den Rentenversicherungsträgern und den Krankenkassen in großem Umfang finanziert, jedoch nicht in ambulanten Praxen. 2010 wurde die AGHPT (Arbeitsgemeinschaft humanistische Psychotherapie; www.aghpt.de) gegründet, um den humanistischen Verfahren die sozial- und berufsrechtliche Anerkennung zu ermöglichen.

Begriffserklärungen der unterschiedlichen Berufsbezeichnungen

Es gibt Psychologen, Psychiater, Psychotherapeuten und psychologische Berater, also eine ganze Reihe von Berufsbezeichnungen, die nicht immer sofort zu verstehen sind. Manche Patienten wissen nicht, wo sie »gelandet« sind. Viele erzählen davon, dass sie bei einem Psychologen sind, und meinen damit einen Psychotherapeuten.

Psychiater Ein Psychiater hat Medizin studiert und nach dem Medizinstudium eine mehrjährige Facharztausbildung in der Psychiatrie, früher meist in Kombination mit Neurologie, absolviert. Auch hier kann im Anschluss eine Psychotherapieausbildung abgeschlossen werden, sodass es sich hierbei um einen Ärztlichen Psychotherapeuten handelt. Meistens gehen Psychiater bei psychischen Erkrankungen von Gehirnstoffwechselstörungen aus und verschreiben deshalb Medikamente, wie Psychopharmaka. Zudem darf ein Psychiater als Arzt Arbeitsunfähigkeitsbescheinigungen ausstellen, beides ist dem Psychologischen Psychotherapeuten untersagt. Oft arbeiten deshalb Psychotherapeuten mit Psychiatern zusammen, da es manchmal für einige Zeit sinnvoll sein kann, unterstützend zur Psychotherapie Medikamente einzusetzen.

Psychologe Ein Psychologe hat Psychologie studiert und darf nach Abschluss des Studiums die Berufsbezeichnung »Psychologe« tragen. Er erwirbt auf den verschiedenen Gebieten der Psychologie Fachkompetenz und kann in unterschiedlichen Bereichen arbeiten. Dazu zählt z. B. auch die Wirtschafts- oder die Verkehrspsychologie. Zudem kann er nach dem Studium oder währenddessen eine Psychotherapieausbildung absolvieren, um die Approbation zu beantragen und Psychotherapeut zu werden. Die Berufsbezeichnung lautet dann »Psychologischer Psychotherapeut«. Ohne die psychotherapeutische Ausbildung ist der Psychologe nicht im therapeutischen, sondern in anderen Bereichen tätig. Ein Psychologe kann z. B. auch an einem Forschungsprojekt an einer Universität, in der Schule als Schulpsychologe oder auch in der Personal- oder Gesundheitsberatung arbeiten.

Heilpraktiker für Psychotherapie Es gibt auch andere Berufsgruppen, die nach dem Heilpraktikergesetz Psychotherapie ausüben dürfen, sich aber nicht »Psychotherapeut« nennen dürfen, da dieser Begriff, wie schon erwähnt, mittlerweile geschützt ist. Hierzu zählen zum Beispiel Sozialpädagogen, Krankenschwestern, Sozialarbeiter oder andere Berufsgruppen, die nach ihrem Grundberuf oder einem Studium beim zuständigen Gesundheitsamt eine Überprüfung zur Ausübung der Heilkunde, beschränkt auf das Gebiet der Psychotherapie, absolviert haben. Die Bezeichnung hierfür ist »Heilpraktiker für Psychotherapie«. Sie finden diese auch unter »Psychotherapie nach dem Heilpraktikergesetz«. Auch diese Berufsgruppen haben meistens eine abgeschlossene Psychotherapieausbildung und bieten Psychotherapie an, deren Kosten aber nur von den privaten Krankenkassen übernommen werden.

Psychologischer Berater Der Begriff »psychologischer Berater« ist in Deutschland nicht gesetzlich geschützt. Es werden Ausbildungen angeboten, die sich mit psychologischer Beratung im weitesten Sinne befassen. Dazu gehört z. B. die Prävention im Gesundheitswesen sowie Resilienz- oder Kommunikationstraining. Psychologische Berater haben meist keine gesetzliche Zulassung zur Ausübung der Heilkunde nach dem Heilpraktikergesetz. Sie sollten deshalb nicht mit den Psychologischen oder Ärztlichen Psychotherapeuten oder den Heilpraktikern für Psychotherapie verwechselt werden.

Wenn Sie (oder Ihr Kind) eine Psychotherapie beginnen möchten, sollten Sie sich bei einem Therapeuten einer der folgenden vier Berufsgruppen wiederfinden:
- Psychologischer Psychotherapeut
- Ärztlicher Psychotherapeut
- Kinder- und Jugendlichen-Psychotherapeut
- Heilpraktiker für Psychotherapie

Wie bekommt man einen Termin?

Im April 2017 wurde eine Strukturreform für die psychotherapeutische Versorgung verabschiedet. Ziel war es, dass Patienten zeitnah einen Termin erhalten. Damit sollte das Versorgungsangebot flexibler werden. Es wurde eine psychotherapeutische Sprechstunde für gesetzlich Versicherte geschaffen. Alle psychologischen und ärztlichen Psychotherapeuten, die über eine Kassenzulassung verfügen, müssen diese Sprechstunden verpflichtend anbieten.

Jeder gesetzlich Versicherte, der eine Psychotherapie in Anspruch nehmen möchte, muss zuvor eine psychotherapeutische Sprechstunde aufsuchen. Erst danach können die probatorischen Sitzungen mit einer darauffolgenden Kurz- oder Langzeittherapie oder eine Akutbehandlung begonnen werden. (Meistens haben die niedergelassenen Psychotherapeuten jedoch keine freien Plätze.)

In bis zu drei Gesprächen wird seitens des Psychotherapeuten abgeklärt, ob eine Störung mit Krankheitswert vorliegt oder ob die bestehenden Probleme in einer Ehe- oder Familienberatungsstelle gelöst werden können.

Bei der Suche nach einem Psychotherapeuten hilft Ihnen der Psychotherapie-Informationsdienst (https://www.psychotherapiesuche.de) und die Bundespsychotherapeutenkammer (https://www.bptk.de/service/therapeutensuche). Sie können dort nach Psychotherapeuten suchen, die im Richtlinienverfahren arbeiten. Außerdem kann Ihnen Ihre Krankenkasse bei der Suche behilflich sein. Trotzdem ergeben sich immer wieder lange Wartezeiten und damit auch lange Zeiten der Arbeitsunfähigkeit, was zu einem volkswirtschaftlichen Schaden führt.

Falls Sie akuten Bedarf haben und sich nichts ergibt, können Sie Ihre Psychotherapie auch privat finanzieren. Sie vereinbaren mit dem Psychotherapeuten ein Honorar und besprechen die Häufigkeit der Sitzungen.
Also, nur Mut. Es gibt verschiedene Lösungen!

Was passiert bei einer Psychotherapie?

Es ist so weit: Sie haben einen Termin bei einem Psychotherapeuten zu einer Probesitzung bzw. einem Kennenlerngespräch. Dort werden Sie eine individuelle Behandlung erfahren, sozusagen maßgeschneidert, nur für Sie! Anders als bei den meisten Ärzten geht es in einer psychotherapeutischen Praxis wesentlich ruhiger zu und meistens gibt es keine Sprechstundenhilfe.

Falls Sie Angst verspüren, vor dem, was auf Sie zukommt, ist das auch in Ordnung. Sie sollen aber wissen, dass Psychotherapie aus Ihnen keinen anderen Menschen macht. Es werden zwar manchmal frühere Ereignisse wieder ins Bewusstsein geholt, die auf Sie kurzfristig auch belastend wirken können, doch es wirkt langfristig eher klärend. Außerdem wissen die meisten Patienten bereits, wo es »hakt«, womit ihre Problematik zusammenhängt. Das wird auch als das »Vorbewusste« bezeichnet. Wenn mir Patienten erzählen, dass sie seit Jahren

Beschwerden haben, und ich vorsichtig auf psychosomatische Zusammenhänge hinweise, dann erfahre ich oft eine Bestätigung. Sätze wie »Das habe ich mir schon gedacht«, »Das tritt immer nur in Konfliktsituationen mit meinem Chef auf« oder »Ich verstehe nicht, warum ich so reagiere« sind typische Aussagen.

Ihr Verhalten, dass Sie ändern möchten, hat etwas mit ihren Gefühlen zu tun. Erst einmal ist es egal, welche Gefühle Sie bei sich wahrnehmen. Aber in jedem Fall wollen Ihre Gefühle identifiziert, verstanden und auch benannt werden. Reife Erwachsene haben den Wunsch, die eigenen Gefühle, die sie manchmal selbst überraschen, zu verstehen. Sie können auf eines ihrer alten Lebensthemen hindeuten. Grundsätzlich ist es nicht einfach, die eigenen Lebensthemen zu erkennen. Auf der Suche danach kommen Sie mit Ihrer gesamten Lebensgeschichte in Kontakt. Ich vergleiche das damit, dass Sie in Ihren Keller gehen und anfangen, behutsam aufzuräumen. Sie finden dort Dinge aus Ihrem früheren Leben, etwas, das Sie als Individuum ausmacht. Auch Schätze liegen dort verborgen. Ich fand kürzlich beim Aufräumen meine allerersten Kinderschuhe und war durch deren Anblick sehr beseelt. Sie werden aber auch etwas finden, das Sie nicht mehr brauchen. Davon können Sie sich verabschieden. So ähnlich ist es mit Ihrer Psychotherapie. Sie dürfen sich von alten Verhaltensmustern, Gefühlen und Gedanken, die Ihnen mehr schaden als nützen, verabschieden. Ihr Psychotherapeut hilft Ihnen dabei. Doch jetzt stellt sich die Frage: Wie finde ich den »richtigen« Therapeuten? Worauf sollte ich achten?

Stimmt die »Chemie« zwischen Therapeut und Patient?

In einem ersten Schritt sollten Sie herausfinden, ob »die Chemie stimmt« zwischen Ihnen und dem Therapeuten. Dies ist die Voraussetzung für eine erfolgreiche Zusammenarbeit, so kommen Sie gemeinsam weiter. Die therapeutische Beziehung ist ein wichtiger Bestandteil des psychotherapeutischen Geschehens (siehe Kapitel »Psychoneuroimmunologie«, S. 35). Dabei entscheiden nicht nur Sympathie, sondern auch körperliche Reaktionen, die auf der Zellebene ablaufen. Hören Sie auf Ihr Bauchgefühl!

Als Hilfestellung können Sie jetzt folgende Fragen für sich beantworten:
- Ist Ihnen der Therapeut sympathisch?
- Hört der Therapeut Ihnen zu?
- Zeigt der Therapeut Einfühlungsvermögen?
- Fühlen Sie sich ernst genommen?
- Erzählt der Therapeut viel von sich selbst?
- Vertrauen Sie Ihrem Therapeuten?
- Stellt er auch kritische Nachfragen?

Wenn Sie die meisten Fragen mit Ja beantworten können, sind Sie in guten Händen und die Zusammenarbeit mit Ihrem Therapeuten kann beginnen. Ein Psychotherapeut muss sich das Vertrauen des Patienten erarbeiten. Deshalb ist es völlig in Ordnung, dass Sie erst einmal zurückhaltend reagieren. Sie können Ihrem Therapeuten auch Fragen stellen. An den Antworten können Sie merken, ob Sie sich bei dem Therapeuten gut aufgehoben fühlen können. Oft entscheidet sich das bereits nach der ersten Stunde. Ein Therapeut kann sympathisch, aber fachlich für Ihr Anliegen der Falsche sein.

Patient und Therapeut haben das Recht auf Probetermine. Sie dienen dem gegenseitigen Kennenlernen und der Festlegung auf ein Therapieziel. Beide können die Sitzungen von sich aus beenden.

Zwischen Ihnen und dem Therapeuten sollte auch besprochen werden, ob die durchgeführte Therapiemethode für die Bearbeitung der anliegenden Probleme geeignet ist.

Ablauf und Vereinbarungen zu Beginn der Therapie

Im zweiten Schritt werden organisatorische Abläufe und administrative Vorgänge besprochen. Dazu gehören die Informationen zum Datenschutz und zur Schweigepflicht. Es werden auch Vereinbarungen über Ausfallhonorare getroffen, falls geplante Termine nicht rechtzeitig abgesagt werden. Störungen oder Unzufriedenheiten sollten ebenfalls angesprochen werden.

Ein Psychotherapeut unterliegt der Schweigepflicht, es sei denn, Sie entbinden den Therapeuten davon, z. B. damit er mit Ihrem Hausarzt Rücksprache nehmen kann. Therapeuten lassen sich auch von anderen Professionellen beraten. Das wird Supervision genannt. Es sollte offen besprochen werden, falls sich der Therapeut oder die Therapeutin zu Ihrem Therapieverlauf eine Supervision einholt. Ich habe positive Erfahrungen gemacht, wenn ich das meinen Patienten erzählt habe. Sie akzeptieren das meist, wenn sie erfahren, dass es um die Beurteilung des Verlaufs Ihrer Therapie geht.

Gemeinsames Erarbeiten von Zielen

Der dritte Schritt ist eine gemeinsame Vereinbarung über das Ziel der Behandlung. Das Ziel kann während des Therapieprozesses auch verändert werden. Dieser Prozess nimmt einige Zeit in Anspruch und wird in der Transaktionsanalyse als »Vertragsarbeit« bezeichnet. Sie dient der transparenten und bewussten Gestaltung des therapeutischen Prozesses.

Zu diesem Zeitpunkt befinden Sie sich immer noch in den Probesitzungen. Meistens sind dies 3–5 Termine.

Therapieplanung

Der vierte Schritt beinhaltet die Therapieplanerstellung. Unter Umständen muss dieser Therapieplan mit einer Prognose sowie der Diagnose als Bericht verfasst werden und dem Gutachter der Krankenkasse zur Bewilligung vorgelegt werden (nicht bei Selbstzahlern). Der Gutachter entscheidet über Bewilligung der Psychotherapie nach Aktenlage.

Beginn der Psychotherapie

Fünfter Schritt: Jetzt geht es los. Sie machen für die nächsten Monate feste Termine aus und beginnen mit der Therapie.

In der Psychotherapie geht es um das gemeinsame Auffinden von ursächlichen, unbewussten Problemen oder Konflikten, möglichst mit dem Ziel der Heilung. Der Psychotherapeut begleitet und steuert diesen Prozess. Allerdings ist es wichtig, dass sich der Patient auch selbst einbringt. Ein alter Lehrsatz des Ehepaars Goulding besagt: »The Power is in the Patient«, was so viel heißt wie: Der Patient hat die Kraft, sich zu heilen. Psychotherapeuten unterstützen ihn dabei.

Die daraus resultierende Begleitung und Unterstützung führt zu neuem Denken, Fühlen und Verhalten. Dazu braucht es vom Patienten Mut, Optimismus, Wille und Vorstellungskraft sowie die Überzeugung, dass die eigene Heilungskraft wirksam wird. Auch bei scheinbar momentan unlösbaren Problemen ist es enorm wichtig, Vertrauen, Zuversicht und Zeit zu investieren.

Dies alles sollte in der Psychotherapie aufgearbeitet werden:
- Was hat ein Mensch (auch unbewusst) für das eigene Leben entschieden?
- Wie hat sich die Persönlichkeit entwickelt?
- Was kann wie aufgearbeitet und neu entschieden werden?

Die Vergangenheit ist nicht mehr zu ändern. Ändern lassen sich die eigenen Einstellungen, die Sicht der Dinge auf die Vergangenheit. Welche Lösungen sind denkbar und lassen sich realisieren? Dies aufzuarbeiten ist die Hauptaufgabe eines Psychotherapeuten.

Nebenwirkungen, Risiken und Verschlimmerungen

Zum Ziel einer (transaktionsanalytischen) Psychotherapie gehört es auch, Patienten in ihrer Autonomie zu unterstützen. Das führt manchmal zu Unbequemlichkeiten für das soziale Umfeld des Patienten. Wie eine medikamentöse Therapie kann auch eine Psychotherapie Risiken und Nebenwirkungen haben. Es gibt nur einen großen Unterschied: Sie werden damit nicht alleingelassen und die Nebenwirkung wird nicht mit einem anderen Medikament behandelt. Hier kommt jetzt Ihre vertrauensvolle, therapeutische Beziehung zum Tragen.

Wenn sich Ihr Selbstwertgefühl positiv verändert hat, Sie gelernt haben, Nein zu sagen, aus Opferrollen ausgestiegen sind, dann fühlen Sie sich gut. Allerdings hat das auch Nebenwirkungen in der Partnerschaft, mit den Kindern, im Umgang mit dem Vorgesetzten oder den Kollegen. Sie werden unbequem, denn Sie haben sich verändert! Am Anfang kann es sein, dass Ihre Mitmenschen irritiert sind. Vielleicht werfen Sie Ihnen Egoismus vor oder Sie hören Sprüche wie »Seit du zu dieser Psychotante gehst, bist du nicht mehr wiederzuerkennen«. Das kann Ihre neu gewonnene Balance erst einmal wieder stören und Sie fühlen sich kurzfristig wieder schlechter.

Auch Ihre Träume können intensiver werden. Jeder von uns träumt täglich, und das häufig mehrfach. Hier findet sich wieder die »Schatzgrube der Sprache«. Ich höre öfter Aussagen wie »Ich hatte vielleicht einen Scheißtraum«. Das ist leider eine Abwertung Ihrer persönlichen Verarbeitung. Träume sind kurzgefasst, ein subjektives, psychisches Erleben während des Schlafes. Sie sind eine natürliche Fähigkeit und faszinieren die Menschen seit Jahrtausenden. Wissenschaftler vermuten, dass Träume wichtig sind, damit unser Gehirn verarbeitet, was wir erlebt und gelernt haben. Deshalb können in der psychotherapeutischen Arbeit Träume vermehrt auftreten. Manche können sich sehr gut an ihre Träume erinnern, andere gar nicht.

Es gibt unterschiedliche Möglichkeiten, mit Träumen zu arbeiten:
- Eine Möglichkeit der Verarbeitung ist, den Traum so zu erzählen, als ob er gerade erlebt wird. Damit ist das Traumgeschehen fassbarer und gefühlsmäßig näher.
- Eine andere Möglichkeit ist, den Traum im Wachzustand weiterzuträumen und sich drei verschiedene Ausgänge für den Traum zu überlegen.
- Schreiben Sie sich Ihren Traum auf, tragen Sie alle Mitwirkenden auf einen Zettel ein und beginnen Sie mit dem Wort »Ich«. Als Beispiel: »Ich bin der Schmetterling, der umherfliegt«, »Ich bin der drohende schwarze Himmel« und so weiter.

Sie können Ihre Träume als Helfer sehen. Sie ermöglichen Ihnen, Fragen zu beantworten.

Eine andere Nebenwirkung ist nächtliches Grübeln. Wenn Sie länger als eine halbe Stunde in der Nacht wach liegen und grübeln, sollten Sie aufstehen und etwas tun. Sie bringen sich damit zurück in die gegenwärtige Realität. Sie sollten das Grübeln nicht aushalten!

Tun Sie etwas Ruhiges:
- Kreuzworträtsel lösen
- etwas trinken
- aufschreiben, was Ihnen durch den Kopf geht

Meistens kommt nach einer halben oder vollen Stunde die Müdigkeit zurück und Sie können wieder schlafen. Der Hintergrund für nächtliches Grübeln ist, dass nachts unser Erwachsenen-Ich getrübt beziehungsweise nicht so klar ist. Gedanken wie »Was wäre, wenn ...« (als Fantasien aus dem Kind-Ich) oder »Warum habe ich der Kollegin gestern nicht gesagt ...« (als Reaktion aus dem Eltern-Ich) können aufkommen. Sie meinen zwar, Sie seien wach, in Wirklichkeit jedoch sind Psyche und Körper noch im Halbschlaf. Also: »Das Grübeln nicht verübeln.«

Doch Angst brauchen Sie vor diesen Nebenwirkungen nicht zu haben. Das sollte Sie keineswegs von einer Psychotherapie abhalten. Sie profitieren auf dem »Gesundheitskonto« von Psyche und Körper. Stehen Sie dazu! Denn wenn Sie Nein sagen können und sich auf eine gute Art und Weise selbst vertreten, werden Sie auf Dauer mehr wertgeschätzt als ein ewiger Ja-Sager.

Dann kann es noch um Ihren Partner oder die Eltern gehen. Überlegen Sie sich, was Sie Ihrem Partner über Ihre Psychotherapie erzählen. Über kurz oder lang werden Sie in einer vertrauensvollen Beziehung sowieso darüber sprechen. Sie sollten dies aber nur auf Nachfrage tun. Der Partner kann Angst oder Misstrauen Ihnen und der Therapie gegenüber entwickeln, weil er sich fragt, was Sie alles über ihn erzählen könnten – womöglich intimste Geheimnisse. Sie sollten Ihren Partner beruhigen, indem Sie darlegen, dass Sie über partnerschaftliche Probleme reden, um die Beziehung zu analysieren und zu verbessern. Ein guter Psychotherapeut schaut sich mit Ihnen gemeinsam Ihr Verhalten an und bewertet nicht den Partner.

Eltern fühlen sich meistens schlecht, wenn sie wissen, dass die Kinder zu einem Psychotherapeuten gehen, oft weil sie sich schuldig fühlen. Meistens wollen sie direkt wissen, »was denn da passiert«. Klar ist, es geht in einer Psychotherapie nicht darum, Eltern negativ zu bewerten! Das wäre kontraproduktiv! Es sollte herausgefunden werden, welche Entscheidungen ein Kind aufgrund elterlicher Prägungen oder erhaltener Botschaften getroffen hat. Ein transaktionsanalytischer Lehrtherapeut sagte einmal, dass Kinder über ihr Leben selber entscheiden, wenn auch unbewusst. Sie »skripten« sich selbst. Es ist auch nicht sinnvoll, den Eltern Vorwürfe zu machen, in dem Sinne, was sie alles hätten besser machen können. Das kann sich zu einem Loyalitätskonflikt ausweiten, vor allem dann, wenn »Familiengeheimnisse« preisgegeben oder aufgedeckt werden. Vielleicht haben Sie das auch schon einmal gehört: »Darüber reden wir nicht, das geht nur die Familie etwas an.« Noch einmal zur Erinnerung: Psychotherapeuten unterliegen der Schweigepflicht und Dokumentationspflicht! Beides gilt auch nach der Beendigung der Therapie und über den Tod hinaus, wenn z. B. Verwandte fordern, über die Therapie informiert zu werden. Jetzt als Erwachsener kann jeder die Verantwortung für sich selbst übernehmen und für das eigene Wohlergehen sorgen. Die meisten Eltern wollen das Beste für ihre Kinder. Es ist nur die Frage, ob das bei den Kindern auch so ankommt, oder ob sie falsche Schlüsse aus den elterlichen Botschaften und Anweisungen ziehen. Sicherlich sind manche Eltern mit ihren Kindern überfordert gewesen. Aber nützt es jetzt etwas, wenn die Eltern Vorwürfe hören?

Das Fundament Ihrer Persönlichkeit und die Möglichkeit zur Veränderung

Jeder von uns ist einmalig, das kennen wir von unseren Fingerabdrücken. Die menschliche Persönlichkeit hat viele unterschiedliche Facetten. Wir haben Anlagen, Begabungen, Stärken, Schwächen, Fähigkeiten, sind sensible oder unsensible Wesen. Einige sind wie der Löwenzahn, sie kommen überall durch, stehen immer wieder auf, lassen sich durch nichts stoppen. Andere wiederum sind wie eine Orchidee, sensibel, verletzlich, mit anderen Stärken ausgestattet als den zunächst sichtbaren. Der eine kann gut mit belastenden Dingen umgehen, der andere bricht darunter fast zusammen. Das ist eine Konsequenz unserer Persönlichkeit. Es gibt keine richtige oder falsche Konsequenz. Wir sind so, wie wir sind. Aber wir können uns, wenn wir das wollen, verändern!

Die Betonung liegt auf »wollen«; nur was Sie unbedingt ändern möchten, können Sie mithilfe des Therapeuten verändern. Sie müssen keine Angst haben, dass Sie von der Orchidee zum Löwenzahn mutieren.

Aus meiner transaktionsanalytischen Sicht kommen zu den oben beschriebenen Faktoren noch folgende psychische Entwicklungen hinzu: Unsere Prägungen, die Grundpositionen, unser Skript mit den Glaubenssätzen und den daraus resultierenden Entscheidungen sowie die eigenen Antreiber greifen wie Zahnräder ineinander.

In der Gesamtheit kann dies auch als das Fundament der Persönlichkeit beschrieben werden. Wenn dieses Fundament und die ganzheitlichen Zusammenhänge verknüpft werden, ist eine ganzheitliche Behandlung (statt reiner Symptombehandlung) bei psychosomatischen Erkrankungen möglich.

Warum Psychotherapie auch bei körperlichen Erkrankungen hilft

Manche Patienten kommen mit einer Symptomatik, die auf den ersten Blick keine psychische Ursache erahnen lässt. In der (transaktionsanalytischen) Psychotherapie werden darum bei der Skriptanalyse verschiedene Verhaltensmuster, Glaubenssätze und auch Erinnerungen an frühere Situationen mit den damaligen Körpergefühlen erfasst.

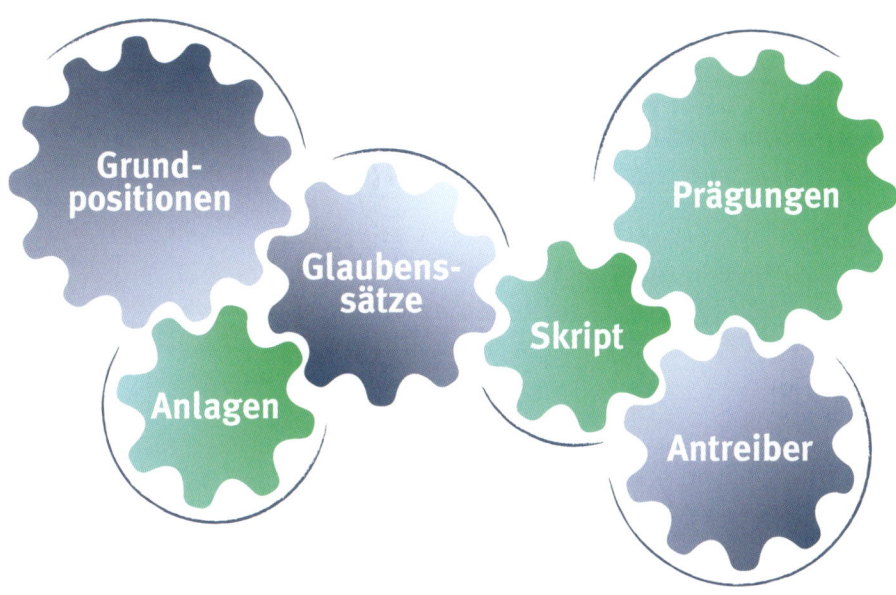

⬙ Prägungen, Anlagen, Grundpositionen, das Skript, Glaubenssätze und die Antreiber greifen wie Zahnräder ineinander.

Auch hier gibt es verschiedene Methoden, damit umzugehen: Die Transaktionsanalyse bietet an, eine einfache Sprache zu benutzen sowie komplizierte psychische Vorgänge bildlich darzustellen. Einige davon habe ich Ihnen bereits vorgestellt, z. B. die Ich-Zustände oder das Drama-Dreieck. In der Psychotherapie schauen wir nicht nur das Verhalten an, sondern suchen nach den Ursachen, die durch negative Skriptentscheidungen und Antreiber entstanden sind. Wie zuvor beschrieben, können Ungleichgewichte in diesen Bereichen zu körperlichen Krankheiten führen. Deshalb ist transaktionsanalytische Psychotherapie zur Behandlung bei körperlichen Erkrankungen besonders gut geeignet, da die Auflösung von schädlichen Skriptanteilen stattfindet.

Gerade bei schweren chronischen oder lebensbedrohenden Erkrankungen stellt sich für viele Patienten die Frage der persönlichen Neuorientierung. Meistens ist eine bedrohliche Diagnose zunächst ein Schock, der verarbeitet werden will. Selbstvertrauen und die Selbstheilungskräfte nehmen durch diesen Schock erst einmal ab. Angst vor der Zukunft, vor neuen Erkrankungen und depressiven Episoden kommen auf. Diese schwächen wiederum das Immunsystem und erzeugen Stress. Fragen nach dem »Sinn des Lebens« oder »Warum passiert das gerade mir?« kommen dann auf. Diese Menschen setzen sich erst einmal mit der medizinischen Behandlung auseinander. Das ist auch völlig richtig. Wir haben in unserer Schulmedizin hervorragende Möglichkeiten zur Diagnose und Behandlung.

Jemand, der die Diagnose Krebs erhalten hat, ist schockiert. Es treten Gefühle und Reaktionen von Angst, Hilflosigkeit, Ohnmachtsgefühlen, Schuld und sogar Wut auf. In der ärztlichen Routine besteht jedoch die Gefahr, dass nur noch die diagnostizierte Erkrankung (Krebs) behandelt wird, nicht der Mensch mit seinen Ängsten und seinem Umfeld.

Bei anstehenden Operationen rate ich immer dazu, eine zweite Meinung einzuholen. Denn, es ist meist wichtig, viele Informationen über die bevorstehende Operation oder Behandlung zu erhalten. Es besteht dadurch die Chance, sich auf den Behandlungsprozess positiv mental und psychisch vorzubereiten, um Ängste abzubauen.

Übernahme von Verantwortung für die eigene Behandlung

Die Verantwortung für den Heilungsprozess sollte nicht an die behandelnden Ärzte oder Psychotherapeuten abgegeben werden. Durch das Zusammenwirken von Immun- und Hormonsystem, der Hirnfunktionen, der Einstellungen und Gedanken, der Psyche und des Körpers sind andere Möglichkeiten der Heilung gegeben. Mit Hilfe der Aktivierung von Selbstheilungskräften, der eigenen Vorstellungskraft und der persönlichen Neuorientierung werden meistens alle nötigen therapeutisch durchgeführten Maßnahmen positiv beeinflusst.

Grundsätzlich ist es bei psychosomatischen Störungen erforderlich, hinter dem Symptom die auslösende Ursache zu ergründen. Dazu haben die Ärzte in der Praxis meistens keine Zeit. In der Psychotherapie haben Sie viel Zeit und Ruhe, um zu ergründen, wieso Sie so reagieren, wie Sie reagieren. Schon allein durch das ruhige Erzählen der Entstehungsgeschichte Ihrer Krankheit werden Sie einige Einsichten bekommen haben.

Die Symptomatik, derentwegen ein Patient zur Psychotherapie kommt, dokumentiere ich zu Anfang. Es erstaunt meine Patienten und mich immer wieder, dass Beschwerden, die rückläufig sind, ganz schnell vergessen werden. Wenn ich nach den damals geäußerten Magenschmerzen frage, gibt es manchmal erstaunte Blicke. Es folgen Antworten wie »Die sind weg, daran habe ich gar nicht mehr gedacht«. Viele Patienten denken nur an das, was immer noch nicht gut ist und vergessen die Beschwerden, die zuvor auch schon da waren. Um diesen Prozess zu objektivieren hilft ein Symptom-Tagebuch (siehe S. 177). Ich empfehle es den Patienten, damit auch sie den Entwicklungsprozess mitverfolgen können. Dadurch sehen alle Beteiligten, wie sich die Beschwerden verändern und welche empfohlenen Maßnahmen gewirkt haben.

Grundsätzlich ist oft zu erleben, dass körperliche oder psychosomatische Störungen auch sinnvoll sein können, da sie einen Signalcharakter haben. Dadurch sind Sie als Patient herausgefordert, sich aktiv mit den inneren Konflikten, die sich ins Körperliche verschoben haben, auseinanderzusetzen. Der erste wichtige Schritt ist das Erkennen der eigenen Denk-, Fühl- und Verhaltensmuster, die durch die Skriptanalyse bewusst gemacht werden können. Durch das Erkennen der eigenen Muster während der Therapie findet eine andere Selbsteinschätzung statt. Die eigene Krankheit wird verstanden. Sie gilt es respektvoll und wertschätzend zu würdigen und unter Umständen in Frieden zu verabschieden.

Das Erkennen des eigenen Antreiberverhaltens ist ein weiterer wichtiger Zugang zu sich selbst, da Antreiber häufig massiven Stress bewirken, der wiederum körperliche Symptome auslöst.

Auch die therapeutische Beziehung spielt eine wesentliche Rolle für die Bearbeitung psychosomatischer Störungen. Sie besteht auf Augenhöhe und drückt damit das Gleichgewicht und die Akzeptanz zwischen Therapeut und Patient aus. Patienten erleben dadurch eine korrigierende neue Erfahrung. Sie werden nicht beschämt und so wird Krankheit womöglich anders bewertet. Neue Entscheidungen können mithilfe des Therapeuten getroffen werden, und dann können neue, für die Heilung förderliche Perspektiven eingenommen werden.

Als letzten Hinweis möchte ich Ihnen mitteilen, wie eine Veränderung in der Psychotherapie vollzogen werden kann. Zur Veränderung brauchen wir ein Bewusstsein, eine gute Wahrnehmung von Gefühlen und so schlimm wie es klingt, leider auch oft einen Leidensdruck. Manche Veränderungen geschehen erst durch Leidensdruck, weil sonst keine Notwendigkeit besteht, sich zu verändern. Eine Veränderung durch »reines Erkennen« von gesundheitlichen Folgen durch schädliche Skriptmuster zu erzielen ist sehr schwierig.

Wie können Sie Ihre Veränderung erzielen?
- Entwickeln Sie einen Willen und eine Vision! Die Vision könnte so aussehen, dass Sie sich vorstellen, was sich in Ihrem Leben in einem Jahr, in fünf, zehn oder 15 Jahren verändert haben soll, möglichst mit detaillierten inneren Bildern. Entwickeln Sie eine Vorstellung von Ihrem Leben. Träumen Sie Ihre Zukunft.

- Machen Sie kleine Schritte! Veränderungen brauchen Zeit. Kleine Schritte helfen bei der Veränderung. Wenn Ziele am Anfang zu groß sind, führt dies leicht zu Demotivation. Sie meinen, das bringt doch alles nichts. Dabei besteht die Gefahr, dass Sie Ihrem Skript folgen, um möglichst schnell alles zu erreichen. Nehmen Sie die kleinen Erfolge wahr, nehmen Sie sie an und freuen Sie sich darüber.
- Feiern Sie Erfolge, belohnen Sie sich! Es ist nicht einfach, nachdem Sie Ihre »Skript-Lebensthemen« erkannt haben, aus diesen auszusteigen. Sie haben es zum ersten Mal geschafft, ihrem Chef, Ehemann oder den Kindern ein klares Nein aus dem Erwachsenen-Ich heraus zu sagen, wenn Sie etwas nicht wollen? Belohnen Sie sich dafür, denn, Sie sind wahrscheinlich gerade aus Ihrem hinderlichen Skript ausgestiegen.
- Gehen Sie gut mit sich und anderen um, auch wenn es Fehlschläge gibt. Verlieren Sie Ihre Motivation nicht.
- Stellen Sie sich die Frage: »Was brauche ich, um gesund zu werden?«
- Werden Sie aktiv. Holen Sie sich Hilfe oder positive Unterstützung.
- Versuchen Sie, Berufs- und Privatleben ins Gleichgewicht zu bringen.
- Machen Sie Frieden mit Ihrem Körper! Hören Sie auf, ihn zu bekämpfen, sondern versuchen Sie, die »Sprache Ihres Körpers« mit den unterschiedlich aufgezeigten Methoden zu verstehen.
- Hören Sie auf die Weisheit und die Intuition Ihres Körpers und vertrauen Sie auf ihre eigenen Selbstheilungskräfte!
- Zu guter Letzt: Beschreiben Sie Ihren eigenen Weg der Autonomieentwicklung!

Krankheit ist kein Zufall und ist irgendwann einmal entstanden. Finden Sie die Ursache. Finden Sie Ihre Zufriedenheit und Ihre »Ganzheit« wieder. Zufriedenheit und Ganzheitlichkeit kann aus der Dankbarkeit entstehen für das, was Sie schon erreicht haben. Heilung bedeutet nicht, in den alten Zustand empfundener Gesundheit zurückzukehren, sondern nach Neuentscheidung und Umorientierung ein neues Gesundheitsempfinden zu entwickeln.

Sie können und Sie dürfen sich heilen! Ich wünsche Ihnen von ganzem Herzen viel Erfolg dabei!

Ihre Gabriele Frohme

Reflexionsübung

Das Symptom-Tagebuch

Sie finden im Folgenden ein Symptomtagebuch, wie es in manchen psychosomatischen Kliniken verwendet wird:

- In der Spalte 1 tragen Sie die Zeiten ein, zu denen ein Symptom auftritt. Sollten mehrere Symptome auftreten, tragen Sie neben der Uhrzeit noch das Datum ein.
- In Spalte 2 tragen Sie die Situation ein, die Auslöser für das Symptom ist.
- In Spalte 3 tragen Sie das Symptom ein, das Sie verspüren, und notieren, ob Ihnen das Symptom bekannt ist oder nicht.
- In Spalte 4 tragen Sie das belastende Ereignis ein. Das können Bewertungen des eigenen Verhaltens oder Bewertungen des Verhaltens anderer sein, Fantasien über die Kündigung der Arbeitsstelle oder andere »Drama«-Gedanken.
- In Spalte 5 tragen Sie die subjektive Einschätzung der Intensität der Symptome ein. 1 bedeutet leichte Beschwerden, 10 sind stärkste Beschwerden.
- In Spalte 6 notieren Sie alles, was Sie gegen dieses Symptom unternommen haben. Vielleicht haben Sie auch schon einiges von dem umgesetzt, was in diesem Buch ausgeführt wurde.
- In Spalte 7 bewerten Sie die durchgeführten Maßnahmen.

Wenn Sie dieses Symptom-Tagebuch über 14 Tage führen, haben Sie eine Aussage darüber, wie Ihre Psyche und Ihr Körper reagiert. Zudem zeigt sich dann, natürlich erst nach einiger Übung, wie Ihre Selbsthilfemaßnahmen wirken. Vielleicht wissen Sie auch schon vorher, wann Ihre Symptome

Datum/ Uhrzeit	Welches Situation?	Welches Symptom? Bekannt?	Belastendes Ereignis	Stärke (1–10)	Ergriffene Maßnahme	Stärke nach Maßnahme (1–10)
01.01.2019 9.30 Uhr	im Büro	Kopfschmerzen, bekannt	Stress mit dem Chef	6	Atemübung	3
05.01.2019 19 Uhr	zuhause	keines	Angst vor der Kündigung	–	–	–

auftreten. Mit dieser Art von Selbstkontrolle können Sie ebenfalls Zusammenhänge entdecken, die Sie bisher nicht bewusst gesehen haben.
Finden Sie heraus, ob es Situationen oder Tageszeiten gibt, in denen Ihre Symptome häufiger auftreten und überprüfen Sie, ob es einen Zusammenhang mit Ereignissen wie Stress oder Hektik, mit bestimmten Personen oder Tätigkeiten gibt? Erkennen Sie eventuell sogar ein Muster? Schreiben Sie 2–3-mal täglich in das Tagebuch. Am besten immer zur gleichen Uhrzeit. Seien Sie ehrlich dabei, ohne zu übertreiben oder zu untertreiben.
Bewerten Sie sich nicht mit Sätzen wie »Ich bilde mir das alles nur ein«, sondern setzen Sie dem auftretenden »inneren Nörgler« mithilfe ihres Eltern-Ich ein klares Stopp-Zeichen.

Danksagung

Ich danke all meinen Patienten für das Vertrauen, das mir entgegengebracht wurde. Erst daraus entwickelte sich die Zusammenarbeit in meiner Praxis, die Ihnen Heilung ermöglichte. Und ohne Sie alle wäre dieses Buch nicht entstanden.

Mein Dank gilt auch allen Ausbildungskandidaten, die mich auf die Idee gebracht haben, dieses Buch zu schreiben.

Von Herzen danke ich Frau Dr. med. Erika Mühlen-Hoffmeister für ihr unermüdliches Korrigieren und den Verweis auf weitere medizinische Quellen.

Außerdem danke ich meinem Kollegen Dieter Müller, mit dem ich über 25 Jahre viele gemeinsame Seminare zur Transaktionsanalyse durchgeführt habe. Von ihm stammen zahlreiche Abbildungen, die als Vorlagen für dieses Buch verwendet wurden.

Meiner Freundin und Kollegin Almut Schmale-Riedel danke ich für ihre wertschätzende Art und Weise der Hilfestellung und den guten Gedankenaustausch.

Ein Dank geht auch an alle meine Freunde in der Schweiz wie Bärbel Möller, Rut Greuter und Adolf Herbst. Nach anstrengenden Schreibarbeiten wurden die physiologischen Grundbedürfnisse in Form von kulinarischen Genüssen befriedigt.

Last but not least danke ich der Programmplanerin Frau Celestina Filbrandt im TRIAS Verlag sowie der Lektorin Gabriele Gaßmann, die das Manuskript betreut haben.

Service

Endnoten

1. Gertrude Crossier: Die magische Wunde. Wandlung und Heilung in der transpersonalen Psychologie. Schalksmühle: Pomaska-Brand 2017; 93
2. Schubert, Christian: Was uns krank macht, was uns heilt. Aufbruch in eine neue Medizin. Das Zusammenspiel von Körper, Geist und Seele besser verstehen. Mattighofen: Korrektur Verlag 2018; 40
3. Bauer, Joachim: Selbststeuerung. Die Wiederentdeckung des freien Willens. München: Lagato Verlag 2015; 151–152
4. Spork, Peter: Gesundheit ist kein Zufall. München: Deutsche Verlagsanstalt 2017; 142
5. Spork, Peter: Gesundheit ist kein Zufall. München: Deutsche Verlagsanstalt 2017; 77
6. Rankin, Lissa: Mind over Medicine. München: Kösel 2014; 44
7. Goulding, Mary und Goulding, Robert: Neuentscheidung. Ein Modell der Psychotherapie. Stuttgart: Klett Cotta 2005; 22
8. Rogoll, Rüdiger: Nimm dich wie du bist. Freiburg: Herder 2001; 77
9. Mandela, Nelson: Das autorisierte Porträt. München: Knesebeck Verlag 2006; 8
10. Clarkson, Petruska: Transaktionsanalytische Psychotherapie. Freiburg: Herder Verlag 1996; 78

Weiterführende Literatur

Barnes, Graham et al.: **Transaktionsanalyse seit Eric Berne.** Bd. 3, Berlin: Institut für Kommunikationstherapie 1980

Bauer, Joachim: **Das Gedächtnis des Körpers. Wie Beziehungen und Lebensstile unsere Gene steuern.** München: Piper 2014

Bauer, Joachim: **Selbststeuerung. Die Wiederentdeckung des freien Willens.** München: Lagato Verlag 2015

Berne, Eric: **Spiele der Erwachsenen. Psychologie der menschlichen Beziehungen.** Reinbek bei Hamburg: Rowohlt 1975

Berne, Eric: **Was sagen Sie, nachdem Sie guten Tag gesagt haben.** München: Fischer 1983

Berne, Eric: Sprechstunde für die Seele. Reinbeck bei Hamburg: Rowohlt 1972,

Berne, Eric: A Layman's Guide to Psychiatry and Psychoanalysis. Harmonsworth: Penguin Books 1981

Berne, Eric: **Die Transaktionsanalyse in der Psychotherapie.** Paderborn: Junfermansche Verlagsbuchhandlung 2001

Blech, Jörg: **Heillose Medizin.** München: Fischer 2005

Bräutigam, Walter und Christian, Paul und Rad, Michael: **Psychosomatische Medizin.** Stuttgart: Thieme 1997

Brisch, Karl Heinz: Safe. Stuttgart: Klett-Cotta 2012

Choprich, Erika und Paul, Margaret: **Aussöhnung mit dem inneren Kind.** Berlin: Ullstein 2005

Clarkson, Petruska: **Transaktionsanalytische Psychotherapie.** Freiburg: Herder Verlag 1996

Cohen, Shery: **Magie der Berührung.** Genf: Ariston 1989

Crossier, Gertrude R.: **Die magische Wunde. Wandlung und Heilung in der Transpersonalen Psychologie.** Schalksmühle: Pomaska-Brand 2017

English, Fanita: **Was werde ich morgen tun? Eine neue Begriffsbestimmung in der Transaktionsanalyse.** In: Barnes, Graham, et al.: Transaktionsanalyse seit Eric Berne. Bd. 2, Berlin: Institut für Kommunikationstherapie 1980

English, Fanita: **Transaktionsanalyse. Gefühle und Ersatzgefühle in Beziehungen.** Salzhausen: iskopress 1998

Weiterführende Literatur

English, Fanita: **Es ging doch gut, was ging denn schief? Beziehungen in Partnerschaft, Familie und Beruf.** Gütersloh: Chr. Kaiser 2000

Erskine, Richard und Moursund, Janet: **Kontakt, Ich-Zustände, Lebensplan. Integrative Psychotherapie in Action.** Paderborn: Junfermann 1991

Erskine, Richard: **Beziehungsbedürfnisse.** Zeitschrift für Transaktionsanalyse 2008; 4

Faulstich, Joachim: **Das heilende Bewusstsein: Wunder und Hoffnung an den Grenzen der Medizin.** München: Droemer Knaur 2008

Faulstich, Joachim: **Das Geheimnis der Heilung. Wie altes Wissen die Medizin verändert.** München: Droemer Knaur MensSana 2012

Franckh, Pierre: **Das Gesetz der Resonanz.** Dorfen: Koha Verlag 2008

Frohme, Gabriele: **Psychosomatik und Transaktionsanalyse.** Zeitschrift für Transaktionsanalyse 2017; 1

Frohme, Gabriele: **Transaktionsanalyse.** In: Zeitschrift für ganzheitliche Tumortherapie; Jahrgang 2; Ausgabe I/93

Frohme Gabriele und Link, Joao: **Zukunft denken – Der Körper in der transaktionsanalytischen Beratung.** In: Daniela Riess-Beger (Hrsg.): Zukunft denken – Wandel gestalten. Reader zum 36. DGTA-Kongress 2015; 255–262

Frohme, Gabriele und Schmale-Riedel, Almut: **Psychodynamik von Antreibern. Ein Baustein transaktionsanalytischer Diagnostik und Therapie.** In: Zeitschrift Freie Psychotherapie 2009; 4: 36–41

Goulding, Mary und Goulding, Robert: **Neuentscheidung. Ein Modell der Psychotherapie.** Stuttgart: Klett Cotta 2005

Goulding, Mary: **Kopfbewohner. Oder: Wer bestimmt dein Denken?** Paderborn: Junfermann 2011

Grossmann, Karin und Grossmann, Klaus E. (Hrsg.): **Bindung und menschliche Entwicklung. John Bowlby, Mary Ainsworth und die Grundlagen der Bindungstheorie.** Stuttgart: Klett-Cotta 2011

Höfer, Wilhelm: **Phönix aus der Asche. Spagyrische Kristallanalyse von Wasser und Lebensmittelqualitäten.** In: Themenheft Wasser von Raum & Zeit 2017; 39: 38–43

Huber, Michaela: **Transgenerationale Traumatisierung.** Paderborn: Junfermann 2012

Hüther, Gerald: **Die Macht der inneren Bilder.** Göttingen: Vandenhoeck & Ruprecht 2014

Jenny, Hans: Kymatik. Wellenphänomene und Schwingungen. Aarau: AT Verlag

Kabat-Zinn, Jon: **Die heilende Kraft der Achtsamkeit.** Freiburg: Arbor Verlag 2009

Kabat-Zinn, Jon: **Die MBSR-Yogaübungen Stressbewältigung durch Achtsamkeit.** Freiburg: Arbor Verlag 2010

Kabat-Zinn, Jon: **Gesund durch Meditation: Das große Buch der Selbstheilung mit MBSR.** München: Knaur Verlag 2013

Kahler, Taibi und Capers, Hedges: The miniscript. Transactional Analysis Journal, 1974, 4(1)

Kahili King, Serge: **Der Stadtschamane.** Bielefeld: Kamphausen Verlag 2001

Khan, Hazrat Inayat: **Die Sufi-Botschaft von Hazrat Inayat Khan – Das Innere Leben.** Polling: Verlag Heilbronn 2018

Kaschten, Thomas: **Aufbaukurs Spiele.** Kursmitschrift 2000

Kouwenhouven, Maarten und Kiltz, Rolf R. und Elbing, Ulrich: **Schwere Persönlichkeitsstörungen. Transaktionsanalytische Behandlung nach dem Cathexis-Ansatz.** Berlin: Springer 2002

Levine, Peter: **Sprache ohne Worte. Wie unser Körper Trauma verarbeitet und uns in die innere Balance zurückführt.** München: Kösel Verlag 2011

Linden, Michael: **Die Posttraumatische Verbitterungsstörung.** In: Deutsches Ärzteblatt PP 4, Juni 2005: 258

Linden, Michael: **Verbitterung und Posttraumatische Verbitterungsstörung.** Göttingen: Hofgrefe Verlag 2017

Lipton, Bruce: **Intelligente Zellen. Wie Erfahrungen unsere Gene steuern.** Dorfen: Koha Verlag 2010

Loriot: **Sein großes Sketcharchiv (DVD).** Radio Bremen 1997

Lown, Bernard: **Die verlorene Kunst des Heilens.** Berlin: Suhrkamp 2004

Mandela, Nelson: **Das autorisierte Porträt.** München: Knesebeck Verlag 2006

Weiterführende Literatur

Perls, Fritz: **Gestalt-Therapie in Aktion.** Stuttgart: Klett-Cotta 2002

Perls, Fritz und Monika Ross: **Grundlagen der Gestalttherapie.** Stuttgart: Klett-Cotta 2015

Peseschkian, Nossrat: **Psychosomatik und Positive Psychotherapie.** Frankfurt: Fischer 2010

Pir Vilayat Inayat Khan: **Der Ruf des Derwisch.** Essen: Synthesis Verlag 1996

Psychologie Heute Compact; Körper & Seele: **Wie die Psyche unsere Gesundheit schützt – und wie wir sie dabei unterstützen können.** Weinheim: Beltz 2018; Heft 52

Rankin, Lissa: **Mind over Medicine.** München: Kösel 2014

Rogoll, Rüdiger: **Nimm dich wie du bist.** Freiburg: Herder 2001

Satir, Virginia: **Kommunikation, Selbstwert, Kongruenz: Konzepte und Perspektiven familientherapeutischer Praxis.** Paderborn: Junfermann 1992

Schmale-Riedel, Almut: **Kein Raum für Lebensfreude? Vom Freudlosskript zu einer erfüllenden und glücksfähigen Zukunft.** In: Riess-Beger, Daniela (Hrsg.). Zukunft denken – Wandel gestalten. Reader zum 36. DGTA-Kongress, Lengerich: Pabst Science Publishers 2015: 289–297

Schmale-Riedel, Almut: **Der unbewusste Lebensplan.** Kempten: Kösel 2016

Schmale-Riedel, Almut: **Vergebung – eine Brücke von mir zu Dir und zur Welt.** Hanne Raeck und Lohkamp Luise (Hrsg.) Tore und Brücken zur Welt. Reader zum 37. DGTA-Kongress; Lengerich: Pabst Science Publishers 2016: 361–370

Schneider, Johannes: **Burnout vorbeugen und heilen.** Paderborn: Junfermann Verlag 2013

Schiepek, Günter: **Neurobiologie der Psychotherapie.** Stuttgart: Schattauer Verlag 2018

Schubert, Christian: **Was uns krank macht, was uns heilt. Aufbruch in eine neue Medizin. Das Zusammenspiel von Körper, Geist und Seele besser verstehen.** Mattighofen: Korrektur Verlag 2018

Schwenkenbecher, Jan: **Der Faktor Mensch auf der Coach. Was unterscheidet gute Psychotherapeuten von schlechten?** Sonntagszeitung Zürich 2019; 20: 24–25

Sejkora, Klaus und Schulze, Henning: Burnout: **Psychodynamik und Behandlungsansätze.** Zeitschrift für Transaktionsanalyse 2015; 38–59

Servan-Schreiber, David: **Die neue Medizin der Emotionen.** München: Goldmann 2006

Sheldrake, Rupert: **Das schöpferische Universum.** Berlin: Ullstein 2008

Sheldrake, Rupert: **Der Wissenschaftswahn.** München: O.W. Barth Verlag 2012

Singer, Kurt: **Kränkung und Kranksein. Psychosomatik als Weg zur Selbstwahrnehmung.** München: Piper 1993

Spork, Peter: **Gesundheit ist kein Zufall.** München: Deutsche Verlagsanstalt 2017

Steiner, Claude: **Wie man Lebenspläne verändert. Die Arbeit mit Skripts in der Transaktionsanalyse.** Paderborn: Junfermann Verlag 2009

Stelzig, Manfred: **Krank ohne Befund.** Elsbethen: Ecowin 2013

Storch, Maja: **Das Geheimnis kluger Entscheidungen.** München: Piper 2015

Thich Nhat Hanh: **Unsere Verabredung mit dem Leben.** Bielefeld: Theseus Verlag in Kamphausen Media GmbH 2004

Thich Nhat Hanh: **Das Wunder der Achtsamkeit: Einführung in die Meditation.** Bielefeld: Theseus Verlag in Kamphausen Media GmbH 2009

Tipping, Colin: **Radikale Selbst-Vergebung.** München: Integral 2009

Uexküll, Thure von: **Psychosomatische Medizin.** München: Urban & Schwarzenberg 1995

Stichwortverzeichnis

A
Achtsamkeit 101
Achtsamkeitstraining 102
Adrenalin 25
AGHPT 164
Ai-Ki-Do 152
Angst 22, 30
Angststörungen 25
Antreiber, innere 32, 33
Atmung 153
Autonomie 100

B
Berne, Eric 12
Berührungen 95
Bindung 95, 98
Bluthochdruck 25
Burn-out 14, 25, 30
– Bewältigung 32
– Vorbeugung 32

C
Charisma 150

D
Demotivation 30
Depression 25, 31
Dialoge, innere 74
Drama-Dreieck 135, 136, 139, 141
– Ausstieg 142
– Opferrolle 136
– Retterrolle 136
– Verfolgerrolle 136

E
Epigenetik 42
Erkrankungen, psychosomatische 75
Erschöpfungszustände 25

G
Gedanken, negative 77
Gedanken, positive 78
Gefühle 127
– Ersatzgefühle 127
– Originalgefühle 127
– übernommene 129

Gene 41, 42
– Beeinflussung 44
Genetik 41
Gesundheit
– Definition 48
Gesundheit, ganzheitliche 10, 16
Gewichtszunahme 25
Glaubenssätze 112
Grundbedürfnisse 50, 72
– Anerkennung 64
– Autonomie 52
– Bindung 51
– Identität 50
– Kompetenz 54
– Liebe 51
– Sicherheit 54
– Spiritualität 53
– Stimmigkeit 56
– Stimulus 61
– Struktur 57
– Wohlbefinden 55
– Zuwendung 64, 65
Grundpositionen 130, 131

H
Herzinfarkt 25
Hirnfunktion 37
Hormonsystem 35
Hörsturz 25
Hüther, Gerald 38

I
Ich-Zustände 82
– Eltern-Ich 83, 86
– Erwachsenen-Ich 82, 86
– Kind-Ich 82, 85
– Verhaltensmodell 84
Immunsystem 35
– Botenstoffe 36
Infektionskrankheiten 25
Inneres Kind 83

K
Kahler, Taibi 32
Konflikt 74
Konzentrationsstörungen 25
Kopfschmerzen 25, 30
Körperwahrnehmung 101

Kortisol 25
Krankheit, ganzheitliche 18

L
Lebenseinstellung, positive 49
Lebensenergie 150, 151
Lebensstil, gesunder 49
Lebenszeitgestaltung 60
Leistungsfähigkeit, verringerte 30
Libido 27
Lob 71

M
Magen-Darm-Probleme 30
Magenschmerzen 15, 25
Mediation 148
Meditation 103
Mentaltraining 79
Migräne 25
Mindfulness Based Stress Reduction (MBSR) 102
Mobbing 139
Müdigkeit 25

N
Nervosität 30
Neuentscheidungstherapie 132
Neuro-Stress-Modell 26
Noradrenalin 25
Nörgler, innerer 75

O
Ohrgeräusche 30

P
Physis 150
Prana 152
Psyche 13, 14
Psychohygiene 104
– Übungen 108
Psychoneuroimmunologie 35
Psychopharmaka 22
Psychosomatik 15, 16
Psychotherapie
– Ablauf 168
– Erkrankung, chronische 40
– Erkrankungen, körperliche 172

Stichwortverzeichnis

- Heilpraktiker für Psychotherapie 165
- Nebenwirkungen 169
- Probesitzung 166
- Psychiater 164
- Psychoanalyse 161
- Psychologe 164
- Psychologischer Berater 165
- Richtlinienverfahren, verschiedene 161
- Terminvergabe 165
- Therapeutensuche 166
- Therapieplan 169
- Tiefenpsychologie 162
- Träume 170
- Verhaltenstherapie 162
- Ziele 168

Q
Qi Gong 151

R
Reizbarkeit 25, 30
Rückenschmerzen 25
Ruhestand 154

S
Schlafstörungen 25, 30
Schmerzen, chronische 25
Schwindel 30
Selbstbild 92
Selbstheilungskräfte 38

Selbstwahrnehmung 101
Selbstwertgefühl 91, 92
Sexualität 27
Sexualstörungen 25
Sinnlosigkeit 30
Skript 118, 120
- Skriptbotschaften 120, 122
- Skriptentscheidungen 120, 125
Spork, Peter 42
Sprache 109
Stress 24
- Dauerstress 25, 36, 37
- Disstress 24
- Eustress 24
- Stressbewältigung 28
- Stresshormone 36
- Stressspirale 27
- Stresssymptome 27
Stresshormone 13
- Absenkung 40
Suggestion
- Autosuggestion 88
- Fremdsuggestion 88
Suggestionen, negative 88
Symptom-Tagebuch 177
System, neurologisches 35

T
Tai-Chi 151
Tinnitus 25

Traditionelle chinesische Medizin (TCM) 151
Transaktionsanalyse 12
- Einsatzgebiete 12

U
Übersäuerung 26
Überstimulation 62
Unruhe, innere 30
Unterstimulierung 62
Unzufriedenheit 25
Urvertrauen 98

V
Verbitterungsstörung, posttraumatische 146
Verdauungsstörungen 25
Vergebung 144, 145
Verhaltensmuster 116
Versöhnung 149
Verspannungen 24
Vorstellungskraft 80

W
Wundheilungsstörungen 25

Z
Zeit 59

Liebe Leserin, lieber Leser,

hat Ihnen dieses Buch weitergeholfen? Für Anregungen, Kritik, aber auch für Lob sind wir offen. So können wir in Zukunft noch besser auf Ihre Wünsche eingehen. Schreiben Sie uns, denn Ihre Meinung zählt!

Ihr TRIAS Verlag

E-Mail-Leserservice
kundenservice.thieme.de

Lektorat TRIAS Verlag
Postfach 30 05 04
70445 Stuttgart

Abonnieren Sie unsere Newsletter:
www.trias-verlag.de/newsletter

Besuchen Sie uns auf facebook
www.facebook.com/ trias.tut.mir.gut

Besuchen Sie uns auf facebook
www.facebook.com/ mama.mag.trias

Folgen Sie uns auf Instagram
www.instagram.com/ trias_verlag

Lassen Sie sich inspirieren
www.pinterest.com/ triasverlag

Impressum

Bibliografische Information der Deutschen Nationalbibliothek
Die Deutsche Nationalbibliothek verzeichnet diese Publikation in der Deutschen Nationalbibliografie; detaillierte bibliografische Daten sind im Internet über http://dnb.d-nb.de abrufbar.

Programmplanung: Celestina Filbrandt
Projektmanagement: Sabine Ilg
Redaktion: Gabriele Gaßmann
Umschlaggestaltung und Layout: CYCLUS • Visuelle Kommunikation, Stuttgart

Bildnachweis:
Umschlagfoto und Bild S. 3: © iStock.com/Marina-Zakharova
Autorenfoto: © Dirk Wüstenhagen
Zeichnungen: Nadja Stadelmann, Luzern

1. Auflage 2020

© 2020 TRIAS Verlag in Georg Thieme Verlag KG, ein Unternehmen der Thieme Gruppe
Rüdigerstr. 14
70469 Stuttgart
www.trias-verlag.de

Printed in Germany

Reemers Publishing Services GmbH, Krefeld
gesetzt in Adobe Indesign CC 2019
Druck: AZ Druck- und Datentechnik, Kempten

Gedruckt auf chlorfrei gebleichtem Papier

ISBN 978-3-432-11140-7
Auch erhältlich als E-Book:
eISBN (ePub) 978-3-432-11141-4

1 2 3 4 5 6

Wichtiger Hinweis: Wie jede Wissenschaft ist die Medizin ständigen Entwicklungen unterworfen. Forschung und klinische Erfahrung erweitern unsere Erkenntnisse. Ganz besonders gilt das für die Behandlung und die medikamentöse Therapie. Bei allen in diesem Werk erwähnten Dosierungen oder Applikationen, bei Rezepten und Übungsanleitungen, bei Empfehlungen und Tipps dürfen Sie darauf vertrauen: Autoren, Herausgeber und Verlag haben große Sorgfalt darauf verwandt, dass diese Angaben dem Wissensstand bei Fertigstellung des Werkes entsprechen. Rezepte werden gekocht und ausprobiert. Übungen und Übungsreihen haben sich in der Praxis erfolgreich bewährt.

Eine Garantie kann jedoch nicht übernommen werden. Eine Haftung des Autors, des Verlags oder seiner Beauftragten für Personen-, Sach- oder Vermögensschäden ist ausgeschlossen.

Geschützte Warennamen (Warenzeichen) werden nicht besonders kenntlich gemacht. Aus dem Fehlen eines solchen Hinweises kann also nicht geschlossen werden, dass es sich um einen freien Warennamen handelt.

Das Werk, einschließlich aller seiner Teile, ist urheberrechtlich geschützt. Jede Verwertung außerhalb der engen Grenzen des Urheberrechtsgesetzes ist ohne Zustimmung des Verlags unzulässig und strafbar. Das gilt insbesondere für Vervielfältigungen, Übersetzungen, Mikroverfilmungen und die Einspeicherung und Verarbeitung in elektronischen Systemen.

Datenschutz
Wo datenschutzrechtlich erforderlich, wurden die Namen und weitere Daten von Personen redaktionell verändert (Tarnnamen). Dies ist grundsätzlich der Fall bei Patienten, ihren Angehörigen und Freunden, z. T. auch bei weiteren Personen, die z. B. in die Behandlung von Patienten eingebunden sind.

Aus Gründen der besseren Lesbarkeit wird bei Personenbezeichnungen die männliche Form verwendet. Entsprechende Begriffe gelten im Sinne der Gleichbehandlung grundsätzlich für alle Geschlechter.

Abschalten, durchatmen, **entspannen**

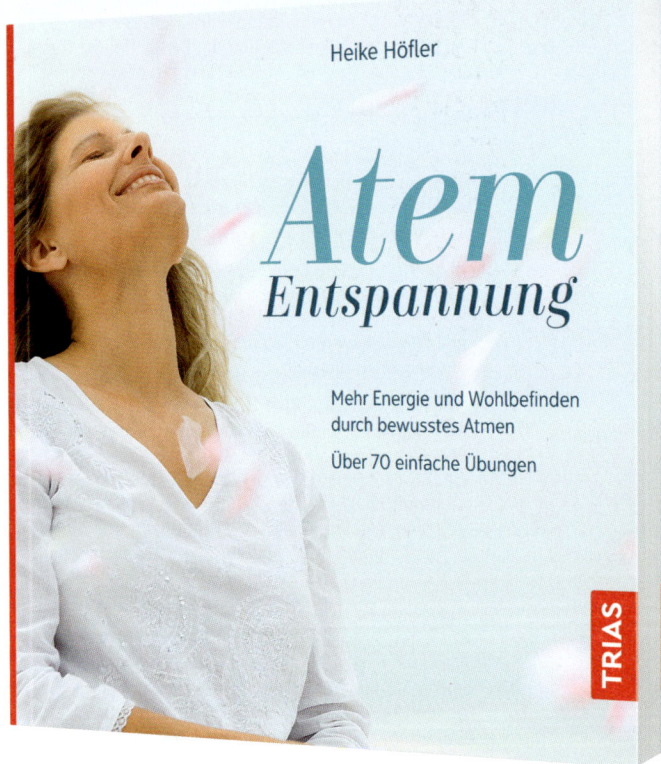

Heike Höfler
Atem-Entspannung
€ 14,99 [D] / € 15,50 [A]
ISBN 978-3-432-10820-9
Titel auch als E-Book

Die heilsame Kraft des Atmens

Im Alltag atmen wir allzu oft, wie wir leben – gehetzt und oberflächlich. Entdecken Sie das Geheimnis des tiefen Atems und erfahren Sie, wie Atem-Entspannung bei Stress, innerer Unruhe und Schmerzen hilft. Mit einfachen Basisübungen wie Flanken- oder Rückenatmung lässt sich der Atemraum erspüren und neue Energie tanken!

 Bequem bestellen über
www.trias-verlag.de
versandkostenfrei
innerhalb Deutschlands